新装版 健康長寿 最後の決め手 水素がすごい

徳島大学産業院
招聘教授 若山利文

ロング新書

《はじめに》

水素がすごい！　ポストコロナ時代と水素

――医療崩壊を水素が救う！

加齢と共に時を刻むスピードが加速度的に早くなるだけでなく、物事に対する意識レベルでも視野狭窄症は進むらしく、七〇歳を超えてからの私の関心は、水素の量子医学的可能性の理論的及び臨床的実証研究に向けられたままである。

前著『水素がすごい！』を平成二九年に上梓してから既に五年近くになる。その間、私個人にも社会にもいろいろな出来事があったが、年初より始まった新型コロナの感染拡大騒ぎで、それら殆ど全てが記憶からフェードアウトしてしまった。東京オリンピック・パラリンピックの開催も延期され、日本だけでなく世界の経済・文化活動は見るも無残な影響を受けてしまった。

たかがちょっと性の悪いインフルエンザにしか過ぎないのに、一〇〇年前の第一次大戦中に世界を襲ったスペイン風邪の再来という幻想から、公衆衛生学の専門家、特に理論疫学者達の誇大な妄言を信じ、それに悪乗りしたマスメディアに煽られて、為政者も国民もパニックに陥ってしまった。個人の生活のリズム、意識、価値観までも変わってしまいかねない状況である。

全てのインフルエンザウイルスに共通する感染経路を、わざわざ「クラスター感染」とか「ソーシャルディスタンス」などという耳慣れない英語を使い、人間が人間同士で人間らしく触れ合うことを禁ずる「3密」などという、ウイルスに対して実効性の乏しく科学的に根拠のない自粛を強要することで、未曽有の不況を招くことになった。医学的にほとんど無意味な「文化・社会・地域活動を自粛に追い込む流れ」は常軌を逸している。たとえ感染しても、発症し、重症化しないためには体内の免疫力を活性化すれば良いだけなのに、感染する人の数だけを減らそうとして、日本文化の根底にある庶民の生活の根幹そのものにブレーキを掛けるのは筋違いである。

過剰な対応が長引けば、今や経済の主要部門となっているサービス業が特に大きいダメージを受ける。それにより倒産が増え、職場を失い、家族が路頭に迷うことになるだけでなく、一〇年にわたり多くの犠牲者を作ったあの就職氷河時代が再来することが懸念される。

経済的、心理的ストレスの高い環境に追い込まれると、人間の免疫力は劇的に低下し、感染が発病に直結するだけでなく、結果としてインフルエンザなどより遥かに治療の難しい癌や糖尿病やパーキンソン病などの患者が激増することになりかねない。

海外で長年仕事をし、世界各国の人々の生活環境と社会制度の実態を見てきた私が、都市封鎖に追い込まれたアメリカ、イタリア、スペイン、フランス、イギリス等の欧米諸国と異なり、日本はパンデミックにはならないと確信し、政府による緊急事態宣言や自治体の過剰な自粛要請は、わずかな死亡者しか出さないコロナウイルスよりも遥かに深刻な社会的、文化的、経済的損失を招くことになりかねない、と二月から繰り返し主張してきたのは、以下の理由からであった。

外を歩いた靴を履いたまま、土足で家に入る日本人はいない。ほとんどの日本の家のトイレにはウォシュレットが備え付けられているし、清潔好きな日本人は絶えず水で手を洗う習慣が身についている。海外、特に欧米の人達は初対面の人と握手をし、親しみを表現するためにハグや頬にキスをしても、トイレに入って手を洗うという習慣がほとんどない。風邪をひいたら、必ずマスクを使用して、咳やくしゃみによるツバの飛沫を他人に浴びせないようにするという日本人の配慮を、欧米では歴史上一度もしたことがない。

仕事から家に帰ったら、少し熱めの風呂に入り、ゆっくり湯船につかって精神的にリラックスして疲れを取るという日本人のような習慣がなく、汗や体臭をシャワーでサッと流すだけ。
日本人は入浴により自律神経の内の副交感神経を優位にして血流を良くし、体温を上げ、免疫力を高め、たとえウイルスに感染したとしても、発症し、それが重症化するリスクは、基礎疾患というリスクファクターのある高齢者以外は極めて少ない。

パンデミックに陥った海外諸国の国民の生活習慣の中で、日本との特筆すべき違いは食生活のバランスにある。酸性食品の代表格は肉類とチーズであるが、穀物、野菜、海藻類はアルカリ性食品で、これにミネラル成分の多い納豆、味噌、醤油などの発酵食品と新鮮な魚と肉を組合わせたバランスの取れた日本食は、世界でも屈指の優れた健康増進メニューである。

しかし、最大の理由は、アメリカ、特にニューヨークのような大都市には、数百万、数千万人という膨大な数の黒人やヒスパニック系の貧困者がいて、イタリア、スペイン、フランスなどのヨーロッパ諸国には世界最貧国群を構成するアフリカ諸国からの数百万人の移民や出稼ぎ労働者が社会の経済的最下層を構成しているところにある。

栄養バランスの良くない劣悪な食事を摂り、衛生状態の悪い生活環境下で、子沢山の貧困者達が折り重なるようにして狭い住居に暮らしている。失業しても、病気に罹っても、社会保障や医療保険の対象とはならず、不安から来るストレスで体調を崩す。コロナウイルスに感染し、発症し、それが重症化することにより医療崩壊を引き起こし、結果として各国で数万の死亡者を出した深刻なパンデミックとなったのには、それなりの理由があったのである。

蛇足のそしりを承知で追加すれば、日本でのＰＣＲ検査体制の整備が遅れたことが逆に幸いして、発熱し、症状が出ても陽性か陰性を見るためにＰＣＲ検査を受けに医療機関に殺到しなかったことで、医療機関がクラスター感染の場となることがなかったのは、日本にとって僥倖となった。

科学的根拠のほとんどない「3密」なる妄言で、経済に取り戻すことの不可能な深刻な打撃を与えることなく、日本もスウェーデン同様、国民がウイルスに対する抗体を獲得する途を選ぶべきであった。

爆発的に患者が急増するオーバーシュートが先か医療崩壊が先か、という医療関係者の話を聞くと、新型コロナウイルスの感染者は気候が暖かくなっても減らず、軽症者や無症状の感染者が医療機関のベッドを塞ぎ、重傷者の命を救うことが難しくなるという懸念が全くないわけではない。

しかし日本には「**水素**」という解決策がある。基礎疾患を持っているリスクファクターの多い高齢者が、ウイルスに感染し、重症化しても、後述するように六六・六%の水素ガスを吸入することで重症化に対応できるから、日本では「医療崩壊」は起きない。

病院外で心肺停止する人の数は、日本では年間約一三万例あり、低体温療法などを使って治療し、たとえ蘇生に成功しても脳や心臓に重い後遺症が残り、社会復帰が難しくなっていたところに、酸素ガスまたは窒素ガスに二%の水素ガスを混ぜて吸入させる療法の研究が二〇一六年から厚労省の主導で慶応義塾大学を中心とする多施設共同研究がスタートした。

臨床研究が進められた結果、二%の水素ガスを加えたガス吸入の安全性と治療の有効性が認められ、二〇一六年にこの水素ガス吸入療法が先進医療Bとして厚労省の保険適用医療として認められた。

中国の武漢で重症化した肺炎の治療に使用された気体は、水素ガス六六・六%+

酸素ガス三三・三％である。厚労省の先進医療技術により吸入する水素ガスの濃度は二％で、二％と六六・六％の違いは三〇倍である。治療の効果は摂取する水素吸入量に比例するから、重症化した肺炎に対して六六・六％の水素ガスを吸わせればいい。水素の大量摂取による副作用はない。

人体を構成している四〇〜六〇兆個の細胞の中には、それぞれ平均して六〇〇〜一、〇〇〇個以上のミトコンドリアが存在して、その中で水素イオンが持ち込む電子を使って二四時間連続してＡＤＰをＡＴＰに変換しているから、その量は天文学的数値になる。

二％の水素ガスの吸入は、電気モーターで作動するＥＶ車のバッテリーに単三の乾電池を使用するようなもので、電子を大量に詰め込んだ大容量のリチウムイオン電池でなければ、ＥＶ車は動かない。人間はＥＶ車よりも遥かに高性能で、脳、心臓、肺、筋肉、血流など人体を構成する全ての臓器の動力を、ミトコンドリアの中で作っているATPエネルギーに依存している。そのATPの生成に必要な電子を水素が細胞に供給している。

今回のコロナ「騒ぎ」は、決してマイナス面ばかりではない。

ウイルス感染者が増え、医療機関に患者が殺到して「医療崩壊」が起きるのではないか？　と連日テレビや新聞のマスメディアが報じているが、私は「医療崩壊」ではなくて、「医業崩壊」が起きると考えている。

ウイルスに感染して、それが重症化して肺炎で亡くなる高齢者は、日本では例年一三万人前後であるが、その数は恐らく今年はその数分の一に激減するものと推測される。

ウイルス騒ぎで、私のような後期高齢者が保健所からほぼ強制的に狩り出されて受けていた定期健康診断がストップし、医学的に全く合理性のない間違った（と私が判断している）基準値によって無駄に処方されていた降圧剤、コレステロール低下剤など多くの『医源病』の原因となる過剰な薬剤投与にストップがかかる。

その結果、癌や糖尿病を含む多くの「生活習慣病」が劇的に減るはずである。

副作用の多い抗癌剤を使用する癌治療が、恐らく激減することになり、例年三八万人近く出る死亡者の数が今年は大幅に減ることになると推測している。

このまま感染者が医療機関に殺到し続けたら、ドル箱の癌治療、透析治療、アルツハイマー病治療を受ける患者が減るから、「医源病」によって生きていた医療機関は、「売上げ」が激減して赤字に転落し経済的に破綻する。

『医業崩壊』が起きるのである。

しかし、増大する一方の医療費で破綻寸前の日本の財政は再建の手掛かりを得ることになり、これこそコロナウイルス騒ぎの「怪我の功名」と言って良いであろう。

コロナウイルスは『医学は過度に薬に依存するのではなく、自然に人体に備わった免疫力を活性化する方法を研究するのが本来の医学である』という、「医療」のあるべき姿を想い起こさせてくれたと私は考えている。

日本が現在直面しているもっと大きな危機は実は別のところにある。それは、私達が毎日口にしている食材に含まれている膨大な量の有害化学物質の摂取である。世界のほとんど全ての国が発癌性のある危険な農薬として禁止している除草剤ラウンドアップを、日本では逆にその規制基準値を緩和したり、野放しにしていながら「国産の農産物食品は安全」と偽っているところにある。

日本は今や世界でダントツの農薬使用大国となり、その結果年間三八万人もが癌で死亡し、生活習慣病という偽りの病名を付けられた『医原病』『食原病』で亡くなる人が量産されている。この戦慄すべき事実と比べたら、たとえ感染の第二波があったとしても、コロナウイルスのもたらす脅威の実体など霞んでしまう。

危険な農薬や化学肥料を一切使用せず、安心安全で美味しく、かつ通常の有機栽培よりも遥かに反収の多い有機農業は、積極的に水素テクノロジーと微生物NB菌酵素を活用することで可能であるだけでなく、食品として摂取され体内に残留する有害化学物質を、体内で分解処理し排出することが可能であることを徳島大学の生物資源科との連携研究で実証した。

物事には必ず表と裏があり、光と影の部分が存在する。

良い面と悪い面は、糾（あざな）える縄の如くお互いに絡み合い、補いあって一体を成しているが、当事者にはそれが往々にして見えない。

見えないというよりは、自分の置かれた立場によって同じ事象が幸運に見えたり、不幸の極みに感じられる。

時の流れの中で、置かれた環境、状況の中で、遭遇する出来事の意味は刻々と変化する。

『塞翁が馬』とは、人間の吉凶・裕福は変転し、予測できないという事実認識を表した表現で、安易に悲しんだり、喜んだり、一喜一憂してはいけないという戒めである。

目次

《はじめに》
水素がすごい！　ポストコロナ時代と水素　3

プロローグ
水素なしに生命は成りたたない　28
・水素は宇宙の誕生と共に生まれた　28
・人体を構成する元素の六三％は水素　29
・動物は植物の力を借りて水素を体内に取り込む　31
・体内に摂取する水素の絶対量と得られる効果は比例する　32
・現代医療システムの抜本的変革をめざして　34

一章　難病治療にもどんどん可能性が広がっている水素

●難病ALDと水素　38
・筋萎縮性側索硬化症・パーキンソン病・認知症の改善にはすでに成功　38
・水素のALD治療に対する有効性について考える　42
●クローン病の治療に水素摂取が望ましい理由　43
・活性酸素を水素が速やかに消すために、炎症が軽減される可能性　45
・副交感神経のバランスを改善させる水素の機能　44
・水素の摂取で、たった三日間で、クローン病の炎症値が大幅に改善　47
●エリテマトーデスの治療薬ステロイドの副作用を予防　50
・主要な多臓器に原因不明の炎症が起こる特定疾患　50
・ステロイド療法の副作用に打ち勝つ水素　52

・水素を摂って半年後に数値も範囲内に　58
●I型糖尿病の水素による治療　60
・鹿児島大学では水素によるマウスの血糖調整の改善に成功　60
●心臓停止患者の後遺症予防に　63
・水素ガス吸入治療が、心停止後患者に対する先進医療として認定された　63
●腎機能不全による人工透析治療の回避・離脱の可能性　65
・水素ガスの大量・集中投与で、人工透析患者の排尿量が大幅改善　65
●孫娘・果楓《かえで》の「ディスレクシア」(読字障害)と水素　67
・スピルバーグ監督と同じ、スムーズな文字の読み書きが行えない障害　67
・半年後に治療センターから「通う必要がない」と診断　72

二章 「日本再生」への道と水素

●介護費用で破綻に直面した日本の財政状態 76
・五年後、日本は介護難民があふれる!? 76
・自分が病気にならず、隣人も病気にさせないことこそ、最大の社会貢献 78
●ノーベル賞の「オートファジー」に不可欠な水素 80
・細胞から有害物質を除去する「オートファジー」 80
・「オートファジー」能力のレベルは「水素」の量と比例する 81
●現在の医療システムに惑わされず、正しい判断を 84
・医者と製薬会社は血圧、血糖値、コレステロールの基準値を変えて患者を作る 84
・「早期発見、早期治療」でやらなくてもいい「健康診断」に国民を動員する 88
・腎機能不全を導く一番簡単な方法は、血圧降下剤を飲ませること 90

・四〇兆円の医療費のうち、薬代十数兆円のかなりは捨てられている　92
・薬でどんどん病気が作られている　95
・水素で自然治癒力と免疫力が生まれる　96

三章　なぜ水素にこんな効果があるのか

●血圧はなぜ水素で正常化するのか？　100
・副交感神経が優位になるから血管が拡張して血圧は上がらない　100
・水素が悪玉活性酸素ヒドロキシラジカルを中和除去して若々しい血管にする　102
●血糖値はなぜ水素で正常化するのか　103
・組織が活性化しインシュリンや消化酵素が増産される　103
・薬を投与しても膵臓の働きを向上させることにはならない　105

●コレステロール値はなぜ水素で正常化するのか　107
・「コレステロール値の高い人ほど長生きする」との疫学的発表　107
・水素はコレステロールの酸化を抑えるから梗塞のリスクが低くなる　109
●脳の認知機能はなぜ水素の大量投与で改善されるのか　110
・脳神経細胞のダメージを抑制し、残った細胞から機能を精一杯引き出す　110
・海馬の細胞に大量の水素を供給すると記憶や認知機能が改善する　112
・若年性アルツハイマー発症から九年、水素との出会いで奇跡が　114
・要介護5から2へ、八年ぶりに妻の名を呼んだ　116
●不妊症に対する水素の有効性　119
・遺伝子損傷を抑制し、卵胞発育を促進する　119
●男性ホルモンと水素の関係　121
・副交感神経を優位にする結果、レム催眠を持続させるので起こる現象　121

●アトピー性皮膚炎などアレルギーに対する水素療法 124

・免疫過剰反応で起こる「くしゃみ」「かゆみ」「鼻水」 124
・水素には抗酸化・抗炎症作用がある 125
・マウスを用いたモデル動物実験から 126
・水素摂取はステロイドに代わる治療剤として注目 128
・水素のおかげで数値がびっくりするほど下がって、夢のような生活 129
・奇形児と言われ、歩けないと言われた子がサッカーをしている 132

●薬物依存症と水素 139

・薬物依存から離脱することは、なぜそんなに難しいのか 139
・民間リハビリセンター「ダルク」の回復プログラムの基本 141
・意志の力ではやめられない 144
・生涯にわたって治療を受けなければならない十字架 145
・薬物依存症に対する水素の可能性（仮説） 148

・水素が脳機能を改善に導く可能性のある四つの要因　150
・「寂しさの病」を明るく前向きな姿勢に導く可能性　152

四章　ガン治療に効果を上げる水素

●国立がんセンターと水素　156
・食道ガン末期のモンゴル政府要人　156
・水素の集中・大量摂取でわずか二週間で劇的に腫瘍が小さくなった　158
・ほとんどのガンは抗ガン剤では治らないのが今や常識なのに　159
・ガン細胞が自分自身を自滅に導くアポトーシス作用　160
●B型肝炎からの肝ガンに水素治療　162
・五年前にB型慢性肝炎から肝ガンと診断、薬剤治療中　162
・Ⅱ型糖尿病と合併　164

・処方されている薬剤の多さ 166
・なぜ水素療法が有効なのか 168
●ガン細胞のアポトーシスと水素 171
・生体には、ガン細胞に負けない分子レベルでの機序が備わっている 171
・水素によるアポトーシス誘導作用 174
●子宮ガンの腫瘍が六カ月でほとんど消滅 177
・「水素の大量投与でガン細胞はアポトーシスを起こして壊死するから大丈夫」 177
●水素の大量・集中投与と内視鏡オペで大腸ガンの根治に成功! 180
・S状結腸ガン、粘膜下層への浸潤も 180
・オペ前の二カ月の水素摂取が根治につながった 182

五章　水素の効果体験とそのしくみ

●眼科領域　186
・「網膜色素線条症」になったが、よく見えるようになった！　186
・糖尿病性網膜症に合併する視力低下が回復。よく見えるようになった　188
・飛蚊症が軽くなった　190
・白内障が良くなった　192
●耳鼻科領域　194
・耳鳴りがピタッとやんだ　194
・突発性難聴に効いた　196
●生活習慣病領域　198
・体重減量に伴い肝機能／血糖値が改善した　198

・血圧が安定してからだの調子が良い　200
・心臓病でも朝起きが辛くなくなる　203
・糖尿病のヘモグロビンＡ１Ｃ値が七・〇↓五・〇％へ激減　206
・糖尿病性網膜症に伴う右目の不快感がスッキリ取れた　208
●高脂質血症　210
・中性脂肪・血糖値・尿酸値の三悪玉が退散した　210
●脳梗塞　213
・認知症に良かった　213
・片頭痛が軽くなった　215
●消化器領域　217
・肝臓病（胆のう疾患）による黄疸が取れた！　217
・便秘が治った　219

●整形外科領域 221
・腰部脊柱管狭窄と突発性難聴に効果 221
・坐骨神経痛が軽くなった 223
●泌尿器科領域 225
・前立腺肥大による頻尿回数が減った 225
あとがき 227

プロローグ

水素なしに生命は成りたたない

●水素は宇宙の誕生と共に生まれた

二一世紀は水素の時代といわれているが、水素は一三八億年前のビッグバンによって、宇宙の誕生と共に生まれた。

巨大な星が大爆発を起こし、その爆発の残骸がガス円盤となって宇宙の空間を漂う。このガス円盤の九九％が水素である。

宇宙はビッグバンの後、膨張しながら進化し続け、一三八億年の間に銀河系宇宙が生まれた。銀河系宇宙には太陽と同じような恒星が二〇〇〇億もあるとされる。

水素の塊である太陽は、水素同士が衝突融合してのエネルギーと光を惜しみなく、ずっと周りの星々に供給し続けている。

さらにこの円盤の中の小さな塵が衝突と合体を繰り返して地球になったのが四六億年前。

地球の大気に酸素がなかった頃は、光合成細菌は水から水素をつくっていた。いわゆる水素ワールドであった。

地球に酸素が出現したのは、三八億年前といわれ、酸素は紫外線による水の分解によって生じたものである。

●人体を構成する元素の六三%は水素

地球では水素と酸素が結びつき、水の分子が誕生して海が地球を覆い、そこに小さな生命が生まれていたが、酸素の毒性によって多くの微生物や原始細菌は死滅していった。

その酸素に対する耐性を獲得した好気性の細菌が出現してくるのは二二億年前。

酸素の毒性に抵抗する機能を得た生物にとっては、酸素の強い化学反応は代謝エネルギー源となり、それを利用することに成功した生物（ミトコンドリア）は、またたく間に多細胞生物に進化していった。

この高い酸素代謝機能をもったミトコンドリアを細胞内に取り込んだ生命体は、魚や恐竜、鳥や猿と進化して人間になってきた。

人間の体の六〇～七〇％は水であり、先祖が海から陸に上がる時に体に海水をもってきた。

そしてさらに人体を構成する元素の六三％は水素である。

この人間は、毎日水素を食べて生きている。水素は人間の健康にとって根元のものであり、不可欠の役割を果たしている。

私たちが摂取する「食物」は炭水化物、脂質、蛋白質で構成されているが、その主成分は「水素原子」である。この「水素原子」は、一三八億年前に宇宙のビッグバンにより誕生した時に生まれた酸素と結合して水になったり、炭素と結合して石油やガスなどの燃料になったり、蛋白質となって私共の臓器の主成分となったり、組む相手により形を変え、名前を変える変幻自在のスーパースターである。

宇宙の九二・一％が水素原子でできていて、太陽も星もその成分の九〇％は水素だから、水素こそ宇宙の主役である。

●動物は植物の力を借りて水素を体内に取り込む

動物は、体内で水を分解して、酸素と水素に分けることはできない。植物の力を借りて、水素を体内に取り込むしか方法がない。

植物は根から吸い上げた水を葉緑素で分解して、不要の酸素を空中に放出し、残った水素を原料として、炭水化物や脂質や蛋白質を作り出す。それを動物が食べて、消化し、腸から吸収し、血液に乗せて全身の細胞に配達する。

血糖の中に含まれる水素を使って私たちの体を構成している五〇～六〇兆にも及ぶ細胞の中のミトコンドリアが、命を支えるエネルギー物質ＡＴＰを作る。そのエネルギーを使って全ての臓器が機能する。これが命の仕組みである。だから、水素

〈生物の連鎖・化学反応図〉

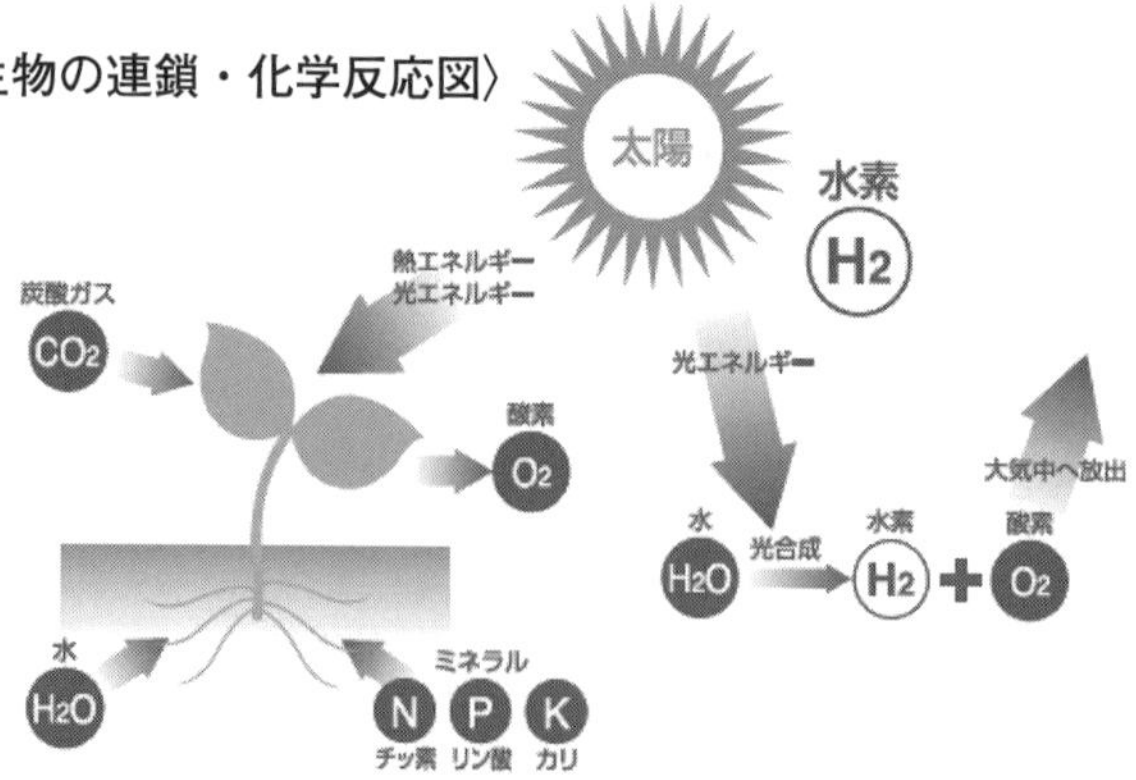

なしに生命は成り立たないのである。

●体内に摂取する水素の絶対量と得られる効果は比例する

「水素が健康に良い」ということで、水素水が大量に売られている。しかし、その臨床的有効性は根拠が薄く、どれだけ飲めばどの程度疾病が改善するのかということはほとんど知られていない。結論から言うと、水素水を一ℓや二ℓ飲んでも疾病が改善することはまずない。

「体内に摂取する水素の絶対量と、それにより得られる効果は比例する！」このことを解明す

〈水素の体内での作用機序〉

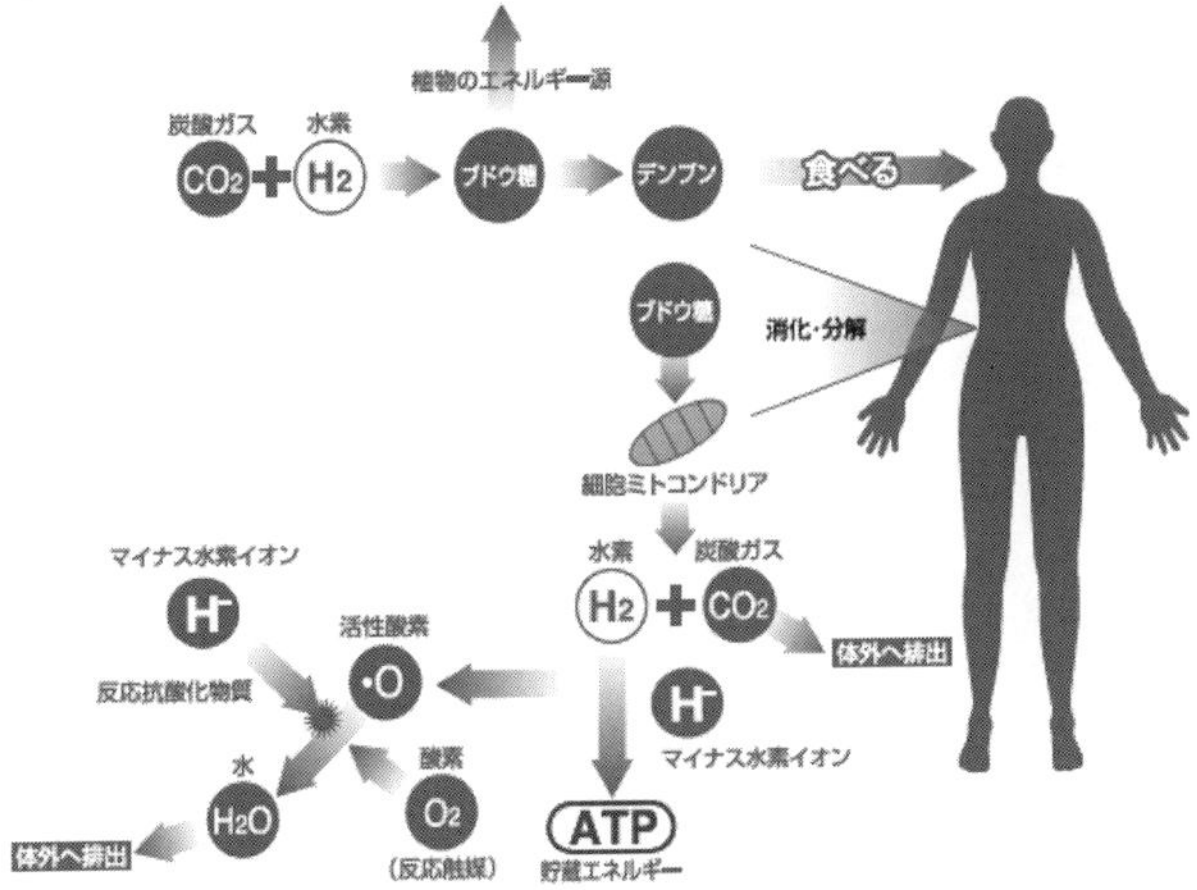

るのに、私はほぼ一九年かけた。その理論的根拠を解明し、臨床的実証例を蓄積してきた。

そして、生命に対する水素の驚くべき生理活性作用に気付き、その水素をいろいろな形にして大量に摂取することで、全身性エリテマトーデス（膠原病）やパーキンソン病などの難病や、糖尿病や高血圧のような生活習慣病を、驚くほど短期間に改善することに成功した。

平成二六年八月に上梓した拙著『マイナス水素イオンの効力』の中で、具体的にたくさんの臨床成功例を紹介した。

それは私にとって四冊目の水素に関する著作であったが、水素の細胞に対する作用機序についての説明と、細胞の活性化により多くの疾病が驚くほど簡単に改善すること、特に、水素がアルツハイマーやレビー小体型認知症の予防にとどまらず、認知症の発症を遅らせ、認知機能レベルを大幅に改善することが可能であることを具体的な例を挙げて実証した。

●現代医療システムの抜本的変革をめざして

糖尿病はよく万病の元と言われる。糖尿病の患者数は予備軍も含めると約二千万人もいるとされるが、この病気になるとガンが発症する確率が飛躍的に高まる。水素の大量摂取で糖尿病も治すことができる。

高齢化による医療費の自然増にストップをかけ、医療のパラダイムを変えることにより、財政破綻に瀕した日本の再生を目指すための具体的な戦略として、家庭で簡単に水素・酸素混合気体を水の電気分解で発生させ、それを吸入することで、健康を維持・増進することが可能となる装置も開発した。

愛知県で講演をした時のことである。

既に拙著を読まれた方も多くいたので、水素の臨床的有効性の機序の説明をした後、都内に医療法人の水素クリニックを設立し、現代医療でも治せない筋ジストロフィーやALS（筋萎縮性側索硬化症）や腎不全による人工透析からの離脱などいろいろな難病を、水素と乳酸菌発酵酵素などとの組み合わせで治療する専門のクリニックを開設すること、症状の改善に成功しなかった時は治療費を返す方針であること、病院で治せない疾病に悩む患者の病気を改善するという結果を担保することで、結果を出さなくても薬の過剰投与で利益をあげる現代の医療システムの抜本的変革を促したいことなどを話した。

そうしたら講演の途中で突然拍手が湧き起こり、やがてそれが嵐のような万雷の拍手に変わり、スタンディングオベーションが起こったのには本当にビックリした。

こんな経験はこれまで数百回の講演で初めてのことであった。
この瞬間、現代医療システムのパラダイム転換をすることができる、と私は確信した。

一章

難病治療にもどんどん可能性が広がっている水素

難病ALDと水素

●筋萎縮性側索硬化症・パーキンソン病・認知症の改善にはすでに成功

難病とは、文字通り治すことが難しい疾病のことで、遺伝子の変異が病気の原因となることが多い。その中のひとつが副腎白質ジストロフィーという難病で、英文名Adrenoleukodystrophyの頭文字を取ってＡＬＤと呼ばれる特定疾患である。

体内で極長鎖脂肪酸が増加し、大脳白質の髄鞘が障害を受けたり、副腎機能の不全症状を現すもので、わかりやすくいえば、銅線を被覆しているカバーが脱落した状態の電線と同じで、神経線維を覆っている髄鞘が崩壊した状態である。

炭素数が二二以上の極長鎖脂肪酸（コレステロールエステル、糖脂質など）が細胞内の小器官であるペルオキシソームでのβ‐酸化がうまく行われず、神経細胞内に蓄積し、その結果副腎不全となり、ホルモンの生産がうまくできなくなる病気である。

学童期に発症すると、知的機能が低下し、性格変化、視力・聴力障害、嚥下障害、運動能力の低下の他、四肢の痙攣などの発作や、さまざまな神経症状が現れる。

成人期に発症する場合は、徐々に進行性の歩行障害や、感覚障害、そして排尿障害などを合併することもある。遺伝性のこの難病はほとんどの場合、母親から男子へと受け継がれるが、希少難病で、日本での罹患者数は約二〇〇人である。

このＡＬＤに対して水素が果たして有効に作用する可能性があるのだろうか？

湯島天神の境内近くで開催された文京区中央の倫理法人会の例会で、特定非営利活動法人「ＡＬＤの未来を考える会」の理事長を紹介されたのは、連休のど真ん中の五月五日の早朝であった。

私が水素療法で筋萎縮性側索硬化症（ＡＬＳ）やパーキンソン病、レビー小体型認知症など、薬で治すことのほとんど不可能な多くの難病の改善に成功していることを知って、何とかＡＬＤの治療に挑戦してもらえないだろうかと法人会の五十嵐会長が、アレンジしたものであった。

この会の顧問医師団の中には、東京慈恵会医科大学の遺伝病講座教授やＤＮＡ医学研究所遺伝子治療研究部門教授など、再生医療や臨床ゲノム診療研究分野のそうそうたる教授陣が名を連ねているが、患者数が極めて希少なこの難病のために、数百億円もの膨大な開発費を投入して、損得抜きで薬を開発する人道優先の奇特な製薬会社があるだろうか？

フランスなどでは遺伝子治療が始まり、新しい治療法の開発が進められている、と会のパンフレットには書いてあるが疑わしい。

「人道の国」を標榜する私の第二の郷里といってもいいフランスの話も、よく調べてみるとかなり誇張されたものであることが多い。

●水素のALD治療に対する有効性について考える

脳や脊髄の神経線維を覆っている髄鞘が過剰な活性酸素により損傷を受けて脱落・崩壊し、細胞内小器官であるペルオキシソームでのβ-酸化がうまく行われず、極長鎖脂肪酸が正常に排泄されずに神経細胞内に蓄積し、副腎機能が不全となり、生体を機能させるホルモンが産生できなくなる、というのがこの病気の原因であるとされる。

とすれば、副腎機能を不全にする活性酸素による炎症を水素投与で低減させ、副腎組織全ての細胞内のミトコンドリアでエネルギー物質ATP産生を増強し、さらに脳神経の細胞に酸化ストレスを与えるヒドロキシラジカルを水素で特異的に消去することで発病を遅らせたり、症状を改善したりすることが可能なはずである。

この仮説が正しいかどうかを検証する唯一の方法は、アルツハイマーやパーキンソン病やALSの治療の場合と同様に、疾病に苦しむ患者の症状を顕著に改善することができるかどうかに尽きる。

患者は日本に約二〇〇人しかいない。そのうちの五%の一〇人を対象に、水素の大量集中投与による治療を是非やってみたい。

大きな賭けではあるが、副作用が全くないので、失敗したとしても失われるものは何もない。これは一九年前、天から水素を託された私の使命かもしれない。


ALDに対して、果たして水素で進行を遅らせたり、症状を改善する可能性があるかどうかを慎重に検討してみたい。ALSやアルツハイマーやレビー小体症候群の治療・改善が有効な働きをすることは実証できた。ALDの場合は、その作用機序がまるで違うので楽観は許されないが、試してみる方向である。

クローン病の治療に水素摂取が望ましい理由

●活性酸素を水素が速やかに消すために、炎症が軽減される可能性

クローン病は特定疾患、すなわち難病であるが、近年患者の数が大幅に増えている原因は主としてストレスにあるものと考えられる。

大腸だけが強い炎症を起こすのは潰瘍性大腸炎で、小腸も激しい炎症を起こすものをクローン、即ち消化管の全体的疾病を指す。

クローン病や潰瘍性大腸炎による炎症巣は、白血球の成分「リンパ球や顆粒球」が炎症を止めるために集まり、組織へ細胞傷害性の強い活性酸素、特にヒドロキシラジカルが大量に放出され、それによりさらに激しい腸粘膜の傷害を引き起こす疾病である。

この疾病に対して水素の大量投与は、ヒドロキシラジカルを速やかに消すために、炎症が軽減（抗炎症作用）される可能性がある。

クローン病の「寛解」には、水素を大量にからだに取り入れることが重要（水素濃度依存性）である。

クローン病の
限局性の強い炎症

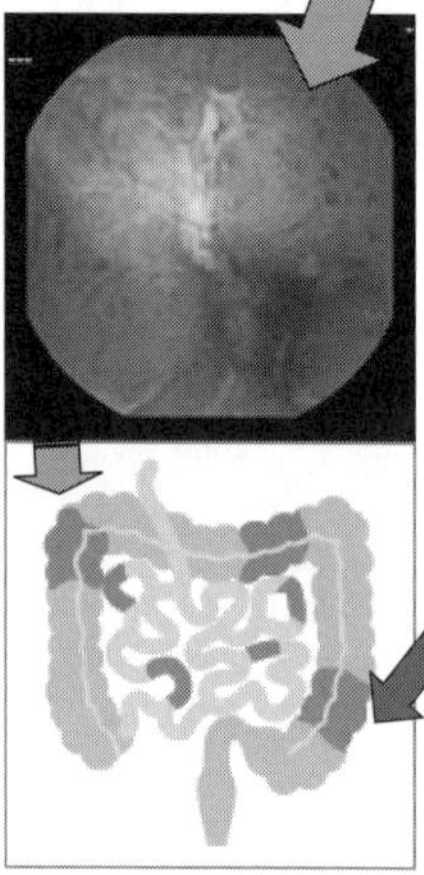

水素をたくさん、からだに取り入れることで細胞傷害の強いヒドロキシラジカル（・OH）を消すために症状が軽減する。

●副交感神経のバランスを改善させる水素の機能

治療剤（ステロイド剤など）と水素を併用しても相互作用は無いと思われるが、

ステロイドでクローン病や潰瘍性大腸炎が根本的な改善をもたらすものとはならない。

したがって水素により症状の改善が見られたら、ステロイド投与の量を徐々に減らし、できるだけ早期に薬物依存体質から脱却することが望ましい。

水素の副作用は皆無であるが、今までの臨床的成功例から判断して、治療薬剤の副作用を軽減し、根本的治癒を導く可能性がある。

医療関係の会社を経営している横浜在住の会社社長の中学生の息子さんがクローン病と診断され、ステロイド治療を受けているにもかかわらず、一向に症状が改善せずに悩んでおられたが、水素の可能性を試してみたいということで、知人の紹介で来社した。

一見しただけで、私は水素治療で間違いなく短期間に完治すると判断した。その理由は、奥様が乳ガンにかかり、それが原因で悲劇的な家庭崩壊となり、その結果、息子さんが極めて強い心因性のストレス下にあり、それが自律神経の失調となり、極端に交感神経が優位となっていることからきていると思われた。

水素の持つ副交感神経のバランスを改善させる機能で、間違いなくこのケースのクローン病は改善するはずである。

⓬水素の摂取で、たった三日間で、クローン病の炎症値が大幅に改善

横浜市在住　Mさん（男性五二歳）

長男が下痢を訴えたのが小学校六年生の夏休み明け頃からで、すぐに近所の小児科クリニックに通院し、処方された消化剤を服用しました。

しかしながら、改善の傾向がなく、食欲減退、体重減少、下痢の症状もひどくなり、別の内科クリニックでみていただいたところ、痔との診断。このままクリニックに診ていただいても改善が期待できない、と思い、中学校一年生の五月末に大きな病院の小児科に行ったところ、すぐに難病指定されている「クローン病」と診断されました。

医師から、「すぐに入院して下さい」と言われ、内視鏡による検査の結果、「クローン病としては中の下、難病指定されており、原因がわからず、治ることはな

い」との医師のコメントでした。

長男は、二週間の入院後、一一月の今まで一日一食で、栄養のほとんどを栄養剤から吸収しています。

親として、近所の医師を信じ、息子に九カ月間適切な対応をしてこなかった自分を責めました。


そのような中、水素に出会いました。長男が一時間水素を吸引させていただいたのが土曜日、その日を含め三日間水素を大量にとり入れて、翌日の火曜日に、検査のため病院に行ったところ一番気になっていた炎症値（血液検査）が1／10に減少していました。

息子から、「お父さん、すごい。水素のおかげで、検査結果が1／10に減ったよ。先生（医師）に褒められたよ」と言われたときは、感動しました。たった三日間で大幅な改善です。長男も私も大喜びです。

このまま水素を続けていくことで、難病指定されているクローン病の症状が大幅に改善され、場合によっては治癒するのでは、と期待し、長男は水素を毎日摂取しています。

三週間後には、検査入院を控えていますが、その結果が楽しみです。

ちなみに、医師から処方していただいた薬の飲用、栄養士からご指導いただいた食事療法も継続しています。

息子の症状改善が、クローン病に苦しんでいる方に参考になれば幸せです。

エリテマトーデスの治療薬ステロイドの副作用を予防

●主要な多臓器に原因不明の炎症が起こる特定疾患

全身性エリテマトーデス（SLE）は、関節・筋肉・末梢・中枢神経系・心臓・肺・肝臓など主要な多臓器に原因不明の炎症が起こる特定疾患のひとつである。

妊娠可能な一五～四〇歳の女性に多発し、エストロゲンなど女性ホルモンの関与が疑われ、その発生頻度は男女比は1：10であり女性が圧倒的に多い。

皮膚症状として、顔には頬から鼻にかけて蝶が羽を広げたような特異的な紅斑が出る。また、光線過敏症が五〇％以上に認められる。

代表的な治療薬として、一日三〇mgの高用量を内服するステロイド療法や免疫抑制剤アザチオピリン、シクロスポリンなどがある。

石巻の近藤利江さん（三七歳、主婦）は、気仙沼の病院で重症SLEと診断され、入院した。ステロイドパルス治療を受けていたが、体調はすこぶる良好であり、一〇日前後で発症するムーンフェイス（お月様顔貌）の副作用が見られなかった。担当医も首を傾げ、不思議そうだった。彼女は日常的に水素を大量に摂取すると同時に水素・酸素混合ガス発生装置を用いて水素ガスを吸入していた。

それがステロイド投与治療の場合によく知られている副作用を抑制した可能性が高い。

●ステロイド療法の副作用に打ち勝つ水素

三六歳の誕生日を迎えたあたりから、疲れやすい、ヤル気が起きないなど体調に変化が起きました。

三七歳の夏にウォーキングの途中に目まいがし、脚がつるような感覚におそわれ、救急車で市内の総合病院へ運ばれましたが、どこも異常なしとの診断で、その日に帰されました。その冬に手足が腫れ上がったようにむくみ、歩行も困難となり、再度救急車で病院へ運ばれました。その時も異常は見つからず、以前のこともあるのでよく調べて欲しいとお願いし、免疫内科へと紹介され、血液検査の結果、誕生日の前日の二〇一四年二月二六日にSLE（全身性エリテマトーデス）と診断を受け取りました。

水素との出会いは、体調不良を感じていた時に整体でお世話になった整体師の先生に教えていただき、三七歳の一一月から始めました。それまでは家の掃除機をかけるのも二回、三回と休み休みだったのが、一回でかけられるようになったり、だるかったのがスッキリしたりと、それなりに快適に過ごせるようになりました。

ＳＬＥの診断を受けてからも水素は摂り続けました。通院の度に医師が首を傾げていましたが、その時はどういう意味かわかりませんでした。

私のＳＬＥの数値は、検査数値の範囲を振り切って高く、実際、どのくらいの数値があるかわからない状態だったそうです。それなのに私がピンピンしているので医師は不思議で仕方がなかったようです。

そんな中、尿たんぱくが出続けているということで、腎生検を受けることになり、検査結果は腎炎を起こしていると診断されました。

ステロイド・抗ガン剤治療のため、入院を勧められましたが、私としてはおしっこも普通に出ているし、検査結果に疑問を持ちました。何より、ステロイドと抗ガン剤の副作用が怖く治療を受け入れられませんでした。


私のSLEは進行性が強いらしく、腎生検から二カ月後くらいには、火の中に飛び込みでもしたかのように、皮膚が両足、両腕、首周り、お腹、背中と腫れあがり、熱を持ち、ひどい所は水膨れになりました。

今までとは違う異常を感じ、二〇一五年二月二五日に医師の診察を受け、即入院と言われました。それまではステロイドの副作用が怖く治療を受け入れられませんでしたが、「副作用よりも命に関わることです」と言う医師の説明もあり、その場で決断を迫られ、その日に入院への同意をしました。

ベッドが空かないため、それから二六日後の二〇一五年三月二三日に入院と決まりました。少しでも良い状態で入院日を迎えるために、その医師の判断で朝・晩に一五mmずつ、一日三〇mmのステロイドの服用が始まりました。

医師の説明では一週間～一〇日でムーンフェイスが出てくるということでした。出ない場合はステロイドが効いていないということですとハッキリ言われ、ムーンフェイスを覚悟し、命のためにステロイドの服用を始めました。

ステロイドを飲んだその日から、体調が良くなると同時にムーンフェイスの恐怖も始まり、何日かは複雑な思いで過ごしました。

それから一週間が過ぎても一〇日が過ぎてもムーンフェイスは出てこないので、薬が効いていないのかと不思議な気持ちで過ごしました。でも、薬が効いていないはずはありません。

体調がついていけず億劫だった家事を、毎日楽しくこなし、何をするにも楽しくて仕方ありませんでした。

ネットでステロイドの副作用を検索してみても、今のところ私に該当するものはありませんでした。でも薬が効いていないということはあり得ないと思いながら過ごしていました。そんな時、ふっと気づいたのが水素のパワーです。

ステロイドが病気を抑えてくれて、ステロイドの副作用の部分を水素が取り除いているのではないかということに思い至りました。

今考えると、それまでは何をするのも億劫で周りのことを考える余裕もなく、どんよりした生活だったと思います。ステロイドを服用しながら水素を摂り続けることで、病気の部分はステロイドが、ステロイドの副作用を水素が解消してくれるので快適に過ごすことができ、何をするのも楽しい生活となりました。また、病気をしたことで、普通に生活ができることに心から感謝し、心も豊かになったような気がします。

私が自分の体験を通して強く感じていることは、私のような命に関わる病気の人は生きるために薬が必要で、それと同時に副作用に苦しむのも事実なので、副作用の部分を水素が解消してくれたら、ステロイドは決して怖い薬ではないと思います。実際、私はこの水素との出会いがなかったらＳＬＥという難病に立ち向かえなかったと思います。

二〇一五年三月二三日　近藤　利江

そして、以下は、二〇一六年一〇月三日に改めて、その後の経過について報告してくれたメールである。

●水素を摂って半年後に数値も範囲内に

病状の回復と薬と抗ガン剤治療の副作用の苦しみから、水素には随分と助けていただきました。

体調面も調子が良く、治るんじゃないかと信じて疑いませんでした。

それでも尿タンパクの数値とSLEの決定打となる補体の数値に関しては振り切って高く、主治医は、どんどん薬を処方してきます。

私は体調も顔色も良いのに数値だけを診て薬を処方してくる主治医に対して不信感を抱き始めていました。

昨年一四年一二月に水素ガス吸引に出会い、毎日六時間の吸引をしました。

それと同時にステロイド以外の薬を断ったところ一カ月で、SLEの診断後主治医に指摘され続けていた尿タンパクが初めて陰性になりました。

水素ガスを吸引し続けて半年が経つ頃には、振り切って高かった補体の数値も範囲内に治まりつつあります。

その頃から周囲の方々にキレイになったね！　痩せたね！　などと言われるようになりました。

薬では絶対にあり得ない嬉しい副作用を感じ、美は健康の上に成り立つのだと改めて実感しました。

病気で苦しむ多くの方々に水素ガスの素晴らしさを知っていただき、より良い人生となることを心より願っております。

二〇一六年一〇月三日　石巻市　近藤　利江

Ｉ型糖尿病の水素による治療

●鹿児島大学では水素によるマウスの血糖調整の改善に成功

糖尿病患者のほとんどはⅡ型であるが、Ｉ型糖尿病（ＩＤＤＭ）は、日本の場合比較的少なく、年間の発症率は一〇万人当たり一〜二名の約一万四千人の新患が発生し、約二一万人が唯一の治療薬とされるインスリンの注射を続けている。

このインスリン依存型糖尿病は小児期に起こることが多いため、小児糖尿病とも呼ばれている。主に自己免疫疾患（自分の体のリンパ球があやまって内乱を起こし、自分自身のインスリン工場である膵臓のランゲルハンス島Ｂ細胞の大部分を破壊する疾患）である。

過去のウイルス感染がリンパ球の内乱のきっかけになっている場合が多いとされ

〈Ｉ型糖尿病モデル動物の血糖調節を改善〉

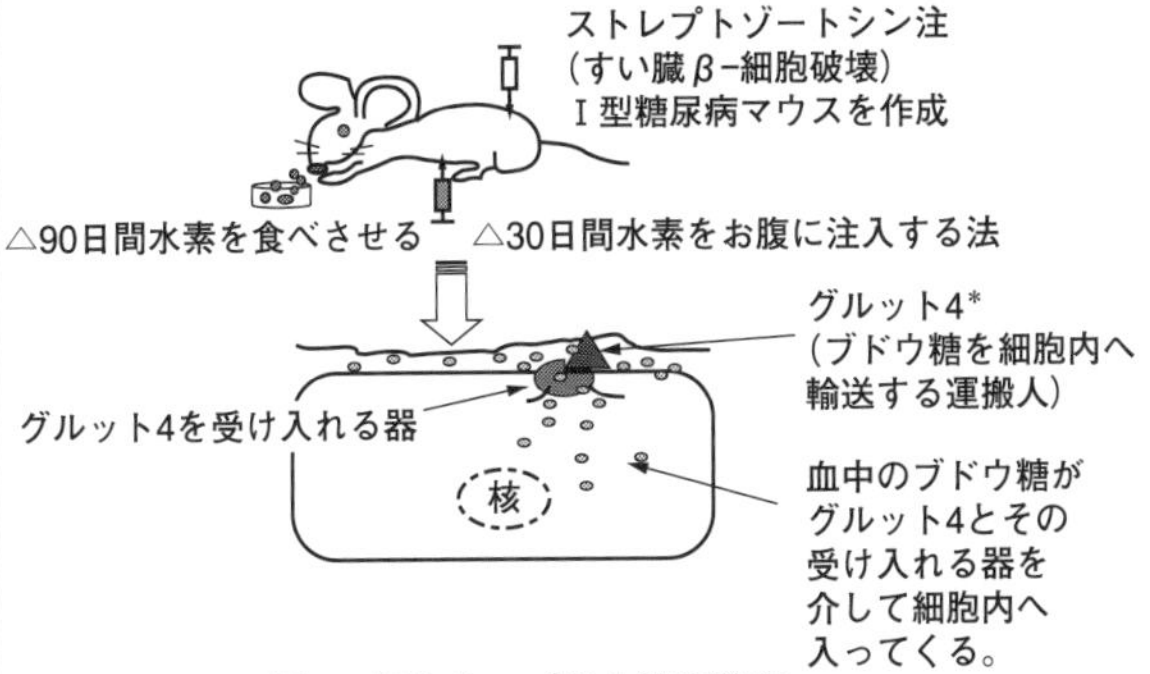

図1　細胞内へブドウ糖の移行

結論
水素がインスリン作用と同じ代謝効果を発揮し、Ｉ型糖尿病の治療代替手段となった。

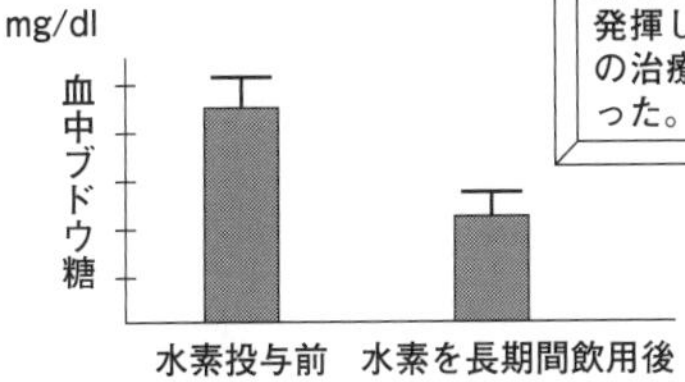

図2　水素投与後における血糖値の変化

＊グルット4：私たちの筋肉内にあるグルット4と呼ばれるブドウ糖取り込み装置が働いて、血糖値を下げる。

網谷東方、乾明夫ほか：水素は骨格筋へのグルコース取り込みを促進することによるＩ型糖尿病動物モデルにおける血糖調節を改善する。（鹿児島大学医歯学総合研究科心身内科学分野）

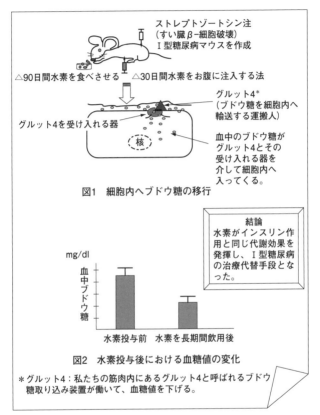

る。

医学的治療法としては、膵臓移植か血糖測定をしながら生涯にわたって毎日数回のインスリン自己注射またはポンプによる注射を続ける以外ないとされている。

水素がインスリン作用と同じ代謝効果を発揮することができれば、近代医学で治療法がないとされているこのI型糖尿病の患者にとって、またとない福音となる。

すでに、鹿児島大学では、動物実験で水素によるマウスの血糖調整の改善に成功している。

心臓停止患者の後遺症予防に

●水素ガス吸入治療が、心停止後患者に対する先進医療として認定された

厚生労働省は、平成二十八年十二月九日、「心停止後症候群で院外または救急外来に於いて自己心拍が再開し、かつ心原性心停止が推定される患者」に対して、自己呼吸再開後も昏睡が持続している場合には、集中治療室で二%の水素ガスを添加した酸素ガスを人工呼吸器で投与する治療法、すなわち「水素ガス吸入療法」を、先進医療技術として認定した。

集中治療により、生存率や生存期間がどの程度改善するか、特に血液供給のストップにより生じた脳に対するダメージをどの程度改善できるかを、国際的認知症の

評価スケール（ＭＭＳＥ）で評価すること、としている。

心筋梗塞などを原因とする心停止は、日本ではガンに次ぐ第二位の死亡原因となっていて、その数は年間十万人を超える。

なぜ、水素吸入が先進医療技術として厚労省で認定されたのか。

水素の、人体の細胞に対する重要な働きは二つあり、ひとつは心臓・脳などを含めた主要臓器の虚血・再灌流により生ずる悪玉活性酸素（ヒドロキシラジカル）に由来する炎症を水素が中和・除去することにある。

二つ目は、全ての臓器を構成している細胞内のミトコンドリアの中で、水素がアデノシン二燐酸（ＡＤＰ）を三燐酸（ＡＴＰ）に変換するエネルギー産生に関与していることである。

心臓の停止で、血液供給が中断されたことにより生ずる細胞のダメージを、水素が修復してくれるのである。

心臓や脳という、極めて高度な生理機能を果たしている臓器に対して有効な作用を持っている水素は、糖尿病や高血圧のような生活習慣病系の慢性疾患に対して、より高い有効性があると考えていい。

腎機能不全による人工透析治療の回避・離脱の可能性

●水素ガスの大量・集中投与で、人工透析患者の排尿量が大幅改善

高血圧や糖尿病の治療に投与する薬剤の副作用により、腎機能が不全となり、人工透析治療を始める人が多い。日本では現在約三十三万人の患者がいて、その治療費は、一人あたり年間六百万円程度かかるので、約二兆円という膨大な医療費が治療に費やされている。

現代医学では、透析と治療をいったん始めると離脱することは不可能とされてきた。

平成二十六年に上梓した拙著『病に勝るからだをつくる「マイナス水素イオンの効力」』（日新報道）で、アスピリン系湿布薬の継続的大量貼付の副作用と長期間にわたる糖尿病治療薬の摂取により、週三回の透析治療を横浜市立大系のM病院で受けていたS氏が、水素の大量摂取で五十日の短期間に尿の排泄量が一・五ℓ／日に回復し、透析離脱に成功して退院できたケースを詳細な医療データと共に開示した。

この話を聞いたある著名な先生（東京都選出の前衆議院議員）が訪ねて来て、

「実は弟が糖尿病を長い間患い、腎不全となり、今は週三回人口透析を受けているのだが、透析離脱治療はできないだろうか」

と相談があった。

一日五〇〇ｃｃほどの尿を自排しているとのことなので、水素ガスの吸入、ミネラルイオン電子水の摂取など水素の大量の集中投与を薦めたところ、何と二週間後には、一日一・五ℓ近くのお小水が出るという奇跡的結果が出た。

腎機能が大幅に回復し、透析から離脱することも決して夢ではない。

孫娘・果楓《かえで》の「ディスレクシア」(読字障害)と水素

●スピルバーグ監督と同じ、スムーズな文字の読み書きが行えない障害

知的発達に遅れはないのに、読み書きが困難な子がいる。文字が歪んで見えたり、左右反転したり、文字が書かれた場所がわからなかったりする。

これは、ディスレクシアという障害で、文部科学省の二〇一二年の調査によれば、子供全体の四・五%がこれに該当するとされる。

アメリカでは、恐らく一割近くの人々が何らかの形で読字障害の症状を持つとい

う。S・スピルバーグ監督がこの障害で悩んだことを公表して、社会的理解が一気に進んだ。

ディスレクシアの人は、脳での情報処理の仕方が一般の人と異なることが最近の研究で明らかとなってきた。

通常とは違う脳の働きをしているというが、人類が文字を使い始めたのは、人類の歴史の中でたかだか五千年ほど前のことで、脳には文字の読み書きを行う中枢領域は存在せず、他の代謝機能を使って文字の読み書きをしているのだという。

つまりディスレクシアの人は、通常の人々とは異なる脳の領域を使っているため、スムーズな文字の読み書きが行えないのである。

私の娘の子ども、つまり孫の果楓《かえで》は今年十三歳になった。拙著『水素と生命』の中で紹介した、好中球減少症を患って水素で完治した海咲《みさき》の妹である。

父親がフランス人でハーフの二人は、海咲がどちらかと言えば東洋系遺伝子特性が勝った風貌なのに対して、果楓は髪も金髪で、瞳の色も薄緑色をした西洋系である。肌が抜けるように白く、西洋の童話に登場するお姫様のように美しい。

この果楓の様子がおかしい、と東京のフランスインターナショナルスクールから連絡があったのは小学校二年の七歳の時であった。

視覚認知発達検査を受けた結果は、眼疾患もなく、視力・屈折も正常で、視覚認知スキルも同年齢の子供と較べて平均域にある。

ただ視覚情報である文字を音の情報に変えるデューディングに弱さが見られるので、ディスレクシアではないかというのである。

姉の海咲は二歳半で好中球減少症を発症し、その治療のためにずっと水素タブレットを飲み始め、完治することができた。その結果、脳機能が活性化し、学年で常にトップになっているのに対して、果楓は標準以下の成績である。

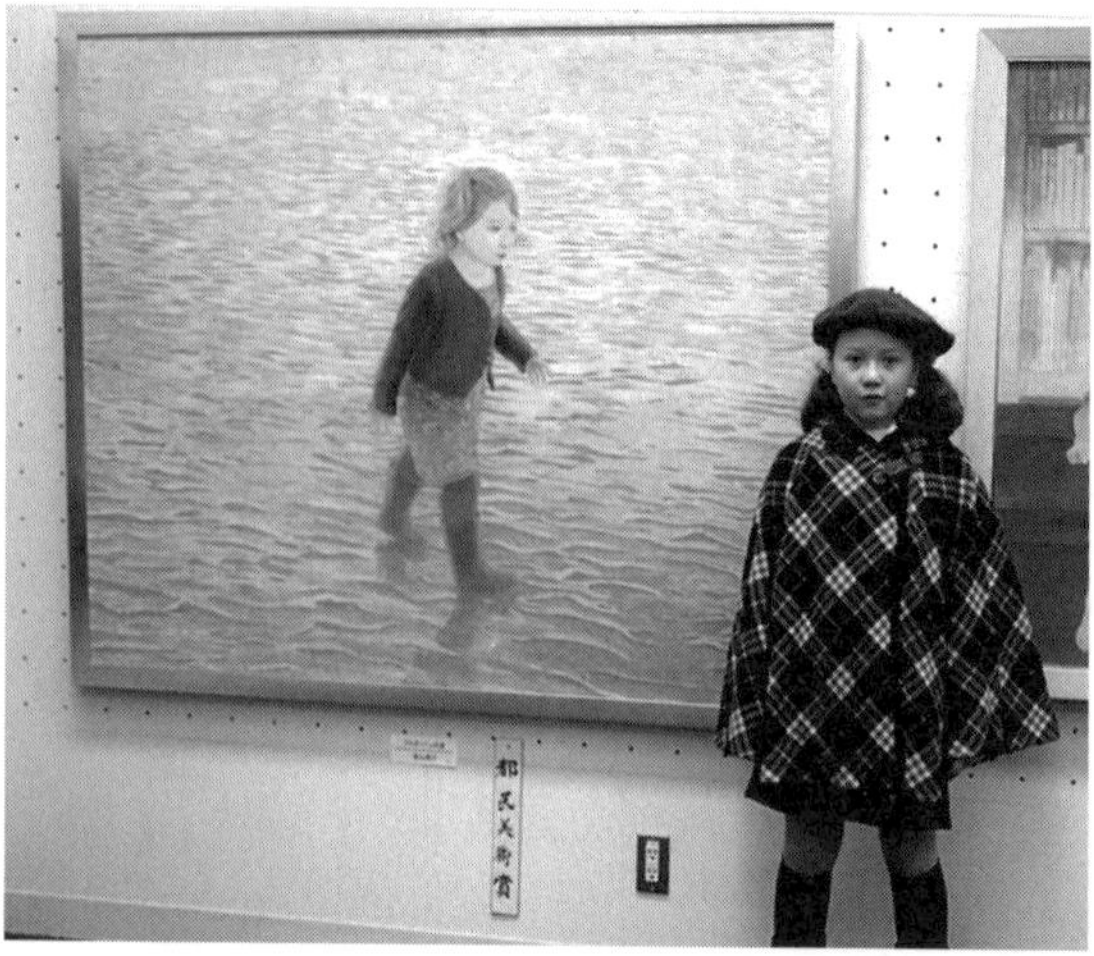

祖母が描いた自分がモデルの絵の前に立つ果楓

そうか、果楓は通常人とは異なる脳の領域を使っていたのか。同級生と比べて文字の読み書きに時間がかかり、知恵遅れ扱いをされていたのか、と急にこの子に対する愛しさに胸が痛くなった。

病気は既に克服したとはいえ、ともするとこれまで海咲にばかり注意を払ってきた。妹の果楓は、全く病気知らずで輝くような健康優良児のため、ほとんど気に留めることがなかった。文字通りの依《え》怙贔屓《こひいき》である。

絵が上手く、ピアノもダンスも書道の

筆使いも、三歳上の海咲をあっという間に追い越して上達する。料理好きで、台所に立って母親の手伝いをするのが大好き。料理の腕は確かで、その造形的・色彩的感覚は抜群である。

写真芸術家の父と母の才能を受けているに違いない。将来は料理人になるという。その果楓が声に出して本を読むとなると、途端にたどたどしい不様な阿呆鳥と化してしまう。

ディスレクシアであったのか！

トーマス・エジソン、レオナルド・ダ・ヴィンチ、アインシュタイン、ジョージ・パットン、スピルバーグ、ハリウッドスターではトム・クルーズ、キアヌ・リーブス、ジェニファー・アニストンなどの著名人がこの疾病に苦しんだことが知られている。

●半年後に治療センターから「通う必要がない」と診断

水素でこの脳のメカニズムを大幅に改善し、スピードアップすることができるのではないか？　ディスレクシアに対する挑戦が次の私のテーマとなった。

健康優良児は水素を飲む必要は全くない、とこれまで一度も飲ませなかった水素を、生活習慣病の予防・治療に高齢者に薦めていると同じ分量を、朝と夕食後に摂取させた。

片道二時間もかけて、毎週通わせているディスレクシアの治療専門医へ行くことも中止させ、水素の集中投与で脳機能の劇的向上に賭けてみることにした。

学習障害が疑われる子供は約五〇万人いる。これは、文部科学省の調査の結果の推計である。

こうした障害に対応して、タブレット端末やパソコンにロード（復元）できる「マルチメディアデジタル教材」が作られた。

再生ボタンを押すと文章が読み上げられ、その部分の文章の背景が黄色に変わり、文字と音が結びつきやすくなるという。

この教材を使用すると、以前は教室で授業についていけず、居眠りや机に突っ伏すなどの問題行動を取っていた生徒の授業態度が一変したと報告されている。

それに加えて、水素で脳の機能が活性化され、読字障害を克服することができれば、それに越したことはない。

果楓に対する水素投与を開始して気づいたことは、そもそも体力があり、元気そのものの果楓は疲れを知らない。

その子に細胞を活性化する作用の高い水素を朝夕飲ませるものだから、小学校四年生なのに夜一〇時、一一時まで起きていて、眠りたい素振りも見せない。それでも本を読むのをあまり好まない。料理をしたり、絵を描いたり、ピアノを弾いたり、テレビを何時間も続けて観る。

「目に悪いから、もうテレビを見るのをやめなさい」と言い続けても聞かない。チャンネルのリモートコントロールを隠しても、見事に見つけ出す。

そして半年後、ディスレクシアの治療センターに、もう全く通う必要がないと、診断された。

二章

「日本再生」への道と水素

介護費用で破綻に直面した日本の財政状態

●五年後、日本は介護難民があふれる⁉

民間有識者で作る「日本創生会議」は、団塊の世代の全てが後期高齢者となる二〇二五年には、七五歳以上の高齢者が全国で五三三万人増えて、約四三万人が必要な介護を受けられない「介護難民」になるという試算を発表した。

特に、高度経済成長期に流入した若者が一気に高齢者となる五年後の東京、埼玉、千葉、神奈川など東京圏だけで全体の三割に当たる一三万人に上るという。

現在の全国の介護ベッド総数の約一三四万床はほとんど収容能力の限界なので、東京圏の入院需要も二〇％増え、必要な介護を受けるには全国各地に移住するようにと薦め、それしか選択肢がないという。

一方、介護に要する人手も不足しており、その解消にはロボットの活用しかないという。現在でも既に介護に当たる職員達は疲弊し、心が折れ、燃え尽きて職場を離れていく人達が多く、理想に燃えた若い人材を引き止めることができないのが現実である。

その結果、介護施設を奪い合う事態になり、金持ちと貧乏人の待遇格差が一段と明らかとなるという。


この発表に対するコメントを求められた神奈川県の黒岩知事は、「地方への移住に関しては、老齢になっても豊かに暮らせる環境づくりに全力を挙げる。出て行って素晴らしい人生が待っているとは思わない」とコメントしているが、具体的な対策は全くなく、お手上げの状態である。

具体的な施策を提示できないのは、それを可能にするテクノロジーがないからである。

病気や要介護状態になるのを、いかに予防するか、疾病を改善して健康寿命を伸ばすことである。その対策があるかどうかに尽きる。

●自分が病気にならず、隣人も病気にさせないことこそ、最大の社会貢献

七五歳以上になった高齢者は例外なく介護を必要とするなどと考えるから、前述のような試算に対応不可能と考えてパニックになるのである。

二〇二五年、日本人の男女の平均寿命が八五歳としたら、八五歳まで病気にならず、ピンピンコロリと逝ってくれたら、介護難民などはほとんどいなくなるはずである。年を取っても病気にならなければいいのである。

いったいなぜ、介護を必要とする高齢者がそんなに多いのか？　その原因を究明して、対策を取ることが唯一の解決法である。

病気を作っているのは、現在の医療システムの制度的誤り、すなわち薬の過剰投

与により病人を作れば医療機関が儲かる仕組みが原因であり、毎日食べる食品が農薬と化学肥料の使用によるミネラル分の少ない滋養性の低い食材で構成されているからである。

「日本創生会議」の、悲観的で非生産的な、後ろ向きの「東京圏脱出の薦め」に組するのではなく、水素の画期的な健康増進作用を活用し、健康の維持に不可欠の有機農業を推進することで、高齢者の高額の介護費用で破綻に直面した日本の財政状態を立て直すことが可能である。

七五歳以上の全ての後期高齢者が病気知らずの健康長寿を享受し、積極的に社会に貢献することが日本再生への道である。

まず、自分が病気にならないことはもちろん、隣人をも病気にさせないことこそ、我々のできる最大の社会貢献であることを認識し、水素を徹底的に活用することである。

ノーベル賞の「オートファジー」に不可欠な水素

●細胞から有害物質を除去する「オートファジー」

二〇一六年のノーベル生理学・医学賞は、細胞の「オートファジー」の仕組みを解明した大隈良典東京工業大学名誉教授に与えられた。

「オートファジー（Autophagy）」とは「自食作用」のことで、自分自身を食べるという意味である。

人間の細胞の中で役割を終わり、不要となった蛋白質やミトコンドリアなどの細胞内小器官が、分解されてアミノ酸となり、それを原料としてDNAの設計図によって、また新しい蛋白質が合成される。

この体内リサイクルシステムがうまく機能しない場合には、細胞内の有害物質は

「オートファジー」によって除去される仕組みになっている。

それが何らかの原因によって除去されずに起こる機能不全がパーキンソン病、アルツハイマー、ガンなどの疾病となるという。

人体を構成する約六〇兆個の細胞は蛋白質が主成分で、その蛋白質はアミノ酸の集合体である。

役割を終えて代謝する細胞は、酵素の働きで分解されて細胞を作る新しい蛋白質の材料として再利用される、というリサイクルシステムは全ての生物に共有する生命現象である。

●「オートファジー」能力のレベルは「水素」の量と比例する

正常な細胞は、ミトコンドリア内で産生されるATPエネルギーを使って決められた回数の分裂を繰り返した後は、それ以上の分裂をすることなく、アポトーシス

（細胞自殺）もしくは老化して機能を停止し、マクロファージによって処理されて肝臓内でアミノ酸に変化されるが、嫌気性でミトコンドリアを使用しないガン細胞だけは、ブレーキの壊れた車のように増殖し続ける。

アルツハイマー型認知症は、脳に異常な蛋白質が溜まり、神経細胞が壊れて記憶の低下につながる病気であるから、その治療や予防に「オートファジー」の仕組みを活用することができるはずである。

細胞の中に突然、風呂敷のような「膜」が出現し、この膜が酵素の働きで不要となって有害化した細胞内の蛋白質を包み込んで分解するという。

全ての細胞は、機能を果たすためにエネルギー物質ＡＴＰを必要とするから、この〝膜〟も水素を原料としてミトコンドリア内で作られるエネルギーなしには機能しないから、「水素」は「オートファジー」にとって不可欠の存在である。

ＡＴＰのレベルは、摂取する「水素」の量に比例するから、細胞から有害物質を除去する「オートファジー」能力のレベルは「水素」の量と比例するはずである。

「水素」の大量集中投与で、末期ガンが完治したり、重度のパーキンソン病やアルツハイマーが奇跡的に改善したという驚きの臨床研究報告もこれで説明されることになる。

世界に先駆けて日本で研究された「オートファジー」と、「水素」の相関関係が解明されたら、医学の歴史に新しいページが開かれることになろう。

現在の医療システムに惑わされず、正しい判断を

●医者と製薬会社は血圧、血糖値、コレステロールの基準値を変えて患者を作る

「血圧は下が八〇、上が一三〇がベスト」と頭から信じ込み、コレステロール値が基準値をオーバーすると、高脂血症や動脈硬化症を引き起こすから薬で治療する必要があると教えられてきた人がほとんどであろう。一種のスリコミ状態である。

そのため、高齢者の中には、血圧降下剤やコレステロール低下薬、血糖降下薬などを何年も飲み続けている人がたくさんいる。

順天堂大学の白澤教授は、『文藝春秋』二〇一六年五月号の特集「患者が知らない医療の真実」の中で、「健康診断の基準値を変えることで生活習慣病の患者数が

大幅に増減する。つまり基準値が病気を作るのである」と断言している。

教授は、一般に悪玉扱いされているコレステロールは、実は脳にとって極めて重要な栄養素で、神経細胞が働くために不可欠の燃料であり、高いコレステロール値の方が記憶機能が良くなることが、アメリカの老年精神医学会で発表されていること、逆にコレステロール値が下がると認知機能が低下するという研究をあげ、コレステロールと脳機能の関係に注目している。

コレステロール値と、狭心症や心臓発作などの心臓疾患との間の相関関係についても、四年間にわたり千人以上の被験者を測定したイエール大学の研究の結果、根拠のない仮説で、ほとんど都市伝説の類であると断定している。

血圧は九〇～一三〇、「悪玉コレステロール」といわれるＬＤＬ-Ｃの上限は一一九等々、基準値を厳しくしたり、逆に緩い基準範囲を設定することで生活習慣病患者の数を操作してきたのであるという。

基準値は誰が設定するのか？　それは日本動脈硬化学会である。大手製薬会社の全てが学会の賛助会員として、コレステロールが一定値を超えると心臓疾患になりやすいと結論づける研究のスポンサーになっている。

基準を変更して大量に「病気を作る」ことが生活の基盤となっている医者と製薬会社にとって、血圧、血糖値とコレステロール値は「三種の神器」である。

塩分の取り過ぎが高血圧の原因とされ、馬鹿の一つ覚えのように減塩が薦められ、血圧降下剤が投与される。

塩の取り過ぎとされるが、実は精製過程で生命の維持に不可欠のカリウムやマグネシウムなどのミネラルを排除した塩化ナトリウムＮａＣｌを、食卓塩として戦後国民に供給していることから生じるミネラル不足による疾病に過ぎない。

ミネラルの補給で高血圧は簡単に改善する。相対的なミネラル不足を改善せずに、降下剤を投与するだけでは症状は根本的に解決されない。

血圧とは動脈にかかる圧力のことであるから、動脈が硬くなり、拡張しにくくなれば、それだけ抵抗が増え、当然数値が上がる。

人は加齢と共に少しずつ血管が硬くなる。年齢と共に血圧が少しずつ上がるのが自然で、そうでなければ脳をはじめ体内のいろいろな臓器が必要とする血液の量を充分供給することができなくなる。


血液には、摂取した食物を胃や十二指腸で消化し、腸から吸収した栄養素が血糖として含まれている。これを心臓というポンプで六〇兆近くの全ての細胞に向けて送り出す。そして細胞の中にあるたくさんのミトコンドリアの中で水素を使って（ＡＴＰ合成酵素の働きにより）ＡＴＰというエネルギー物質を作り出す。

水素はエネルギー産生の原料であるから、細胞の働きをパワーアップさせるためには水素をたくさん摂取すれば良い。供給される血液の量が多ければ多いほど、水素もそれに比例して多く供給されることになる。

体温はＡＴＰが造られる時に出る反応熱である。血流が良ければその分だけ多くの水素が供給され、体温が上昇する。

血流を増やすには、心臓から送り出すだけでなく、血管が拍動して拡張と収縮を繰り返す必要がある。

血圧降下剤を投与して血圧を低いレベルに保つと、供給される血糖（水素）と酸素の絶対量が減り、全ての臓器のＡＴＰエネルギーの産生レベルが低下し、細胞はＡＴＰ不足の栄養失調の状態となる。

脳梗塞や心筋梗塞という症状は、血栓が飛んで、それが細い血管をブロックしてしまい、脳や心筋細胞に血糖と酸素を運ぶ血液が届かなくなることにより細胞死を招く現象である。

●「早期発見、早期治療」でやらなくてもいい「健康診断」に国民を動員する

血圧が上がれば、供給される血液の量が増え、逆に下がれば供給血液の量が減少

するのは当然である。加齢と共に動脈は硬くなり、血流量が減少するわけであるから、血圧は少しずつ高くならないと不具合が起こる。

健康な若者の血圧は、下が八〇、上が一二〇で標準とされるが、中高年の場合は自分の年齢に九〇を加えた数値、つまり五〇歳なら一四〇、六〇歳は一五〇、七〇歳は一六〇が標準と考えて良い。降下剤は一八〇を超えない限り不要である。

それでは、製薬会社も病院も商売にならないので、「早期発見、早期治療」の一大キャンペーンを展開し、やらなくてもいい健康診断に国民を動員する。

生活習慣病患者を大量生産するために、科学的根拠もほとんどなしに、血圧基準値を低い数値に変更し、患者の大量生産が始まった。

健康保険組合連合会があまりの経済的負担の大きさに音を上げ、本来治療の必要のない人まで病人に仕立てることに反発して、二〇一五年に基準値の設定を大幅に変更したが、遅きに失したものと言わざるを得ない。

●腎機能不全を導く一番簡単な方法は、血圧降下剤を飲ませること

脳神経細胞は、いったん傷つけられたら再生しないが、筋肉でも血管でも、血液でも骨でも、細胞の代謝により新しい細胞にバトンタッチされて、傷ついても臓器の機能は維持される。

しかし、血液の中に紛れ込んだ有害物質や活性酸素が、多くの細胞から電子を奪って酸化し続けると、肝臓や腎臓の中で、たくさん機能を失った細胞が出てきて、臓器そのものが機能不全になってしまう。

血液そのものの浄化は腎臓の役目で、腎臓は老廃物をフィルターにかけて血液を濾過する。

腎臓がどのくらい働くかを計算してみよう。血液の量は個人差はあっても体重のおよそ一二分の一か一三分の一だから、およそ四リッターか五リッター。

これが毎分体を回っている。一日は六〇分×二四時間の一、四四〇分だから一日

六トン。体の大きい人は七トンにもなる。それだけの量の血液が回らないと、全ての細胞に血糖や酸素を届けることができないのである。

充分な血糖が供給されなければ、血糖に入っている水素が不足するからＡＴＰエネルギーができない。

血液の質を劣化させる腎機能不全を導く一番簡単な方法は、血圧降下剤を飲ませること。

五〇歳、六〇歳になったら血圧は一四〇～一五〇でいいのに、一三〇を超えたらすぐ薬を飲ませる。不必要な薬を飲まされている人達が千八百万人もいるのである。

その結果、薬の副作用で肝臓や腎臓がやられる。基準値を故意に低くして、それと比べて「血糖値が高い」、「コレステロール値が高い」と言って薬を処方する。コレステロール値は、高い方が長生きすることは今や疫学的に証明されているのに、である。

コレステロールは、細胞の膜を作ったり、ホルモンを作ったりする大切な原料だから、コレステロール値がむしろ高い方がいいというのは今や常識。

ＬＤＬの上限は一七八でいいのに一二〇超えたら大変だと言って、医者に不要な薬を飲まされている人が二千万人もいる。

●四〇兆円の医療費のうち、薬代十数兆円のかなりは捨てられている

腎臓の機能が九三％以上失われて血液が有害物質や疲労物質で劣化すると、尿毒症となり、脳がやられてしまう。それを避けるために人工透析治療を受ける。

人工透析を必要とする原因を作った犯人は、実は、血圧降下剤と糖尿病の治療薬であることが多い。

この二つが約七割原因で、今、透析患者がどんどん増えている。透析患者は三三万人もいる。腎臓が機能しないので、血液を外に出してフィルターにかけて戻すだけなのに、一人、年間六〇〇万円近くもかかり、その内の五〇〇万円は国が治療費を負担するから、それだけで約二兆円もかかる。

腎機能が不全になるとフィルターが機能しないので、血液の中にアンモニアやホモシステイン酸などの有害物質が入り込み、脳神経細胞がやられて、認知症になる可能性が高くなる。

水素を投与すると、腎臓の細胞がパワーアップされ、腎臓機能が活性化する。人工透析治療の場合、やたらと薬を処方される。透析患者の中には、九～一二種類もの薬を出されることもザラである。

心臓が不整脈になったり、骨からカルシウムが溶けだしたり、ありとあらゆる病気が出てくるからである。

まじめな人ほど、医者が飲めと言った薬をバカ正直に、几帳面に飲む。

後期高齢者は、定期健診に行けと言われると、どこも悪くなくても病院や診療所に出かけて行き、まず血圧を見る。コレステロールを見る、血糖を見る。

規準値を超えていると言われ、処方された薬をどんどん飲む。それが結果として病気を次々と作る。

製薬会社や病院にとって実に都合のいいシステムになっている。

しかし、人間はある程度はやってはいけないことを本能的にわかっているから、もらった薬を全部飲んでいる人はあまりいない。もらった薬の半分位は飲まないで捨てる人も多い。

四〇兆円の医療費の内、薬代は十数兆円になるが、その内のかなりの部分は飲まれないで結局ゴミ箱に行っている。

しかし、統計上は患者に渡した薬は全部飲まれたことになっている。それが医療データを狂わしている。

薬が大量に捨てられているということは、膨大な金額の医療費が無駄に使われていることになるが、わかっていても誰もそのことを言わない。

●薬でどんどん病気が作られている

保険で認められている認知症の薬は、アリセプトなど四種類ある。それらは、認知症、アルツハイマーの治療にはあまり効かないことを介護や医療の現場にいる人達は皆知っている。

ある種の症状を抑えるのに、ちょっと改善したかなという程度で保険が適用になる。ほとんど効かない薬に、膨大な金額の支払いをしているだけでなく、副作用がものすごい。

健康長寿を願っている自分の親が健康診断で認知症と言われ、薬漬けにされて、数年で介護施設や病院に行ってベッドに縛り付けられて、人間としての尊厳が失われる処置を受けるのは許し難い。

パーキンソンと認知症が合併したレビー小体症候群という幻覚、幻聴、幻視を伴う患者の数が増えている。

認知症患者数は四六二万人。一昨年までは、確か二三〇万人と言っていたのに、急激にその数が増えた。

わずか二年で倍に増えた。その他に、軽度認知症予備軍（ＣＭＣＩ）が四〇〇万人いるというから、合わせて八六二万人。

八六〇万人というのは、六五歳以上の日本人の四人に一人に当たる。四人に一人が認知症になりますと言って脅かしている。

健康の基準値を誤魔化して、血圧が高いから降圧剤を飲め、コレステロールが高過ぎる、血糖値が高過ぎるという。この三つが医者の打ち出の小槌。

薬を飲むことによって、肝臓や腎臓がやられる。それが結果として認知症患者を増産する。とにかく薬で、どんどん病気が作られている。

●水素で自然治癒力と免疫力が生まれる

農薬も、食品添加物も、確かに活性酸素を発生させる原因ではあるが、精神的なストレスが一番大きい。

活性酸素の中で一番有害なのが、ヒドロキシラジカル。水素はそれを根底から無害な水にしてくれる。ほとんどどんな疾病でも、水素を大量に摂ったら、自然治癒力と免疫力が生まれ、症状が間違いなく改善する。

たとえば現代医学でも不可能とされているのが人工透析からの離脱。

いったん透析治療を始めたら、離脱できないとみんな思っていた。

三年も五年も透析治療をやっていたら、もう腎臓が機能しなくなっているから、腎臓の細胞が萎縮して元に戻らないが、早期に水素治療をしたら離脱できる可能性は高い。

腎機能が働いているかどうかは、おしっこが出るかどうかでわかる。透析をやっても、二〇〇〜三〇〇ｃｃも尿が出ていれば、まだ腎機能が残っているから元に戻る可能性は高い。

それを実証して医学研究会で発表したが、反論されることもなく、全く無視された。

アルツハイマーの場合も、水素を大量に投与し、水素と組み合わせていろいろな酵素を配合して血液が脳関門を通れるようにすると、アリセプトなどで全く治らなかった症状の改善が顕著になる。

三章

なぜ水素にこんな効果があるのか

血圧はなぜ水素で正常化するのか？

●副交感神経が優位になるから血管が拡張して血圧は上がらない

水素を摂取すると自律神経の副交感神経が優位となり、血管が拡張することは既に医学的に実証されている。

血管が拡張することで、心臓のポンプから押し出される血流が増えても血圧は上がらない。

血管も全て細胞の集合体である。この細胞が活性酸素によって酸化され、損傷を受ければ、鉄が酸化されて錆びるように動脈の細胞は次第に劣化してその機能を失う。これが動脈硬化の実体である。

血管などの臓器を構成している細胞のことを内皮細胞という。内皮細胞も絶えず代謝し続け生まれ変わる。死んだ細胞の蛋白質は分解酵素によってアミノ酸に分解され、血液に溶けて体内を駆け回り、やがて他の細胞の中に吸収されてＤＮＡの設計図に従って蛋白質が合成される時の原料（アミノ酸）として使用される。

人体の中では一日四千億個もの細胞が毎日死に、その蛋白質を使ってほとんど同じ数の細胞が作られ続けるリサイクルシステムが働いているのである。

そのために必要なエネルギーは、全て細胞内のミトコンドリアの中でＡＴＰ合成酵素の助けを借りて水素イオンを原料として作られるＡＴＰ（アデノシン三燐酸）そのものである。

水は、水素と酸素の化合物 H_2O ではあるが、残念ながら動物は体内でこれを分解して水素と酸素に分けることができない。

●水素が悪玉活性酸素ヒドロキシラジカルを中和除去して若々しい血管にする

動物は、葉緑素の中で水を分解する作用を持つ植物の力を借りて、植物が光合成で作り出した炭水化物、脂肪、蛋白質などの有機物を食べる。そして、その中に含まれている水素を摂取して生命を維持しているのである。

成人の体は年齢によりその数は異なるが、約六〇兆個もの細胞の集合体であり、それぞれの細胞中には平均千個ものミトコンドリアが休むことなくせっせと水素イオンを使ってＡＴＰを作り出して生命を支えている。

六〇兆×千個という膨大な量のミトコンドリアがＡＴＰの発電機となって、一日に自分の体重とほぼ同じ重量のＡＴＰを作っては使い、使っては作るという作用を繰り返して生命を維持しているのである。

水素の摂取量が多ければ、細胞を酸化させる悪玉活性酸素ヒドロキシラジカルを中和・除去すると共に、エネルギー物質ＡＴＰをそれだけ多く産生することができる。そのために、細胞は還元状態となり、エネルギーあふれる柔軟で拡張・収縮作用の高い若々しい血管となるから、血圧が高くなって、危険な血圧降下剤に頼るという必要がなくなるのである。

血糖値はなぜ水素で正常化するのか

●組織が活性化しインシュリンや消化酵素が増産される

血糖値とは、血液中のブドウ糖の割合である。

私達が食べたものは、唾液や胃液、膵液や胆汁によって溶かされ、小腸で吸収されて血液に入り、心臓というポンプで全身の細胞にくまなく供給される。

血糖は細胞に入り、ミトコンドリアの中でATPというエネルギー物質に変換されるのであるが、ブドウ糖が細胞に取り込まれるためにはインシュリンの媒介が不可欠である。

インシュリンは膵臓（のランゲルハンス島）で作られる。膵臓の働きは、それを構成している細胞（の集合体）の機能総和であるから、水素を投与することで、細胞内のミトコンドリアにおけるATPの産生が高まり、必然的に組織が活性化され、インシュリンや消化酵素が増産されることになり、血液中のブドウ糖が体内の全ての細胞内に取り込まれ、ATPエネルギーに転化するので、結果として血糖値が下がるということになる。

糖尿病のレベルは通常へモグロビンA1cの数値で表されるが、これは血液一ml中に含まれる全へモグロビンの内、どれだけのへモグロビンがグリコプロテインで蛋白質化されているかをパーセントで表示したもので、その割合が五％であるか六％であるかというだけで神経質になって大騒ぎするほどのものではない。

それなのに六・二％なら健康で、八％なら何が何でも薬を投与してその数値を標準の六・二％に下げないと糖尿病を発病してしまうということではない。

●薬を投与しても膵臓の働きを向上させることにはならない

薬を投与しても膵臓の働きを向上させることにはならないから、根治することはなく、医者や製薬会社は半永久的に薬に依存する患者を獲得することができる。

さらに薬の副作用により、他の臓器に負担がかかることで生ずる新たな不具合を創り出すことができるから、ヘモグロビンＡ１ｃの標準値をできるだけ低いレベルに設定すればそれだけたくさんの患者を抱えることができる。

これは人間を性善説と反対の性悪説で観ることになるが、医療の現場での不必要な薬剤の過剰投与の問題は今に始まったことではない。

久しく警鐘が鳴らされていたにもかかわらず、健康保険組合連合会が医療費の急増に対して、数値の見直しを提案するまで、行政のレベルで適切な対応がなされてこなかったのは、誠に不見識のそしりを受けても仕方がない。

水素の投与で膵臓を活性化し、インシュリンの分泌を促進する一方、血糖を受ける細胞のミトコンドリアに、より多くの水素イオンを供給することでＡＴＰのレベルを高めることができるので、免疫機能が促進され、疾病の改善や健康状態の維持・増進が可能となる。

コレステロール値はなぜ水素で正常化するのか

●「コレステロール値の高い人ほど長生きする」との疫学的発表

この設問に答えるためには、まずコレステロールという物質が体内で果たしている生理的役割を説明する必要がある。

コレステロールにはＬＤＬ（low-density lipoprotein）とＨＤＬ（high-density lipoprotein）があり、一般的にＬＤＬが悪玉コレステロールとされているが、その実体は同一の物質である。

長年にわたり、コレステロール値が高いと、カニやエビなどはもちろん、イカや卵の黄身なども食べてはいけないとされてきた。

二〇一五年、アメリカでの研究結果で、食物から摂取するコレステロールは、いくら量をとっても健康に有害などころか、コレステロール値の高い人ほど長生きするという疫学的発表もあり、じゃあ、今までの厳しい数値は一体何だったのか⁉という声も出るほど、医者の常識は医学的には非常識であったのである。

考えてみれば、そもそもコレステロールとは、全ての臓器を構成する細胞膜やホルモンの原料であるから、その供給が不足すれば問題が起きこそすれ、充分な供給が重い疾病を引き起こすと考えるのは不合理である。

コレステロール値が高いと、それが血管内に付着して、アテロームを形成し、それが剥がれ落ちて血栓となり、脳や心臓につながる血管に詰まって脳梗塞や心筋梗塞を引き起こすというのが、これまで一般に信じられてきたシナリオである。

このシナリオが間違っていた、ということが近年明らかになってきた。

●水素はコレステロールの酸化を抑えるから梗塞のリスクが低くなる

コレステロールが血管内でアテロームを形成する原因は活性酸素により酸化されるからである。

水素は特異的に悪玉活性酸素ヒドロキシラジカルを中和・除去することが実証されているので、コレステロールの酸化を抑えることができる。

血管も全て内皮細胞で構成されているので、細胞そのものが水素により活性化され、活性酸素により損傷を受けにくい。

さらに水素の摂取は自律神経の副交感神経を優位にするので、血管を拡張させる。たとえ血栓が流れてきても、血管が柔軟に拡張することにより、詰まって梗塞を引き起こすリスクがそれだけ低くなる、というわけである。

脳の認知機能はなぜ水素の大量投与で改善されるのか

●脳神経細胞のダメージを抑制し、残った細胞から機能を精一杯引き出す

脳の中で記憶を司っているのは海馬である。脳神経細胞は心筋細胞と同じく代謝しない、とされているが、海馬だけは例外である。海馬は代謝により、生まれ変わり、従って増減する。しかし脳細胞は代謝しないから蛋白質（アミノ酸）は不要で、ブドウ糖だけで足りる。

細胞は全てそれぞれのミトコンドリアの中で、血糖に含まれている水素を使って、ATPエネルギーを産生しているから、血液が潤沢に供給されれば、その分だけ細胞が活性化される。

水素の供給量が増えれば、それに比例して細胞内のATPが増加し、脳の認知機

能がアップする。

脳神経細胞は情報のやりとりを、全てニューロンの中のシナプスという中継点を経由して行っているが、このシナプスの役割はいわば江戸時代の飛脚か早馬の中継所のようなもので、ここで馬を乗り換えたり、次の飛脚にバトンタッチしたりして、一刻も早く緊急情報を江戸から地方の藩へ、藩から江戸表へと伝える役目を果たしていたシステムに似ている。

シナプスの中にはたくさんのミトコンドリアがおり、そこで水素を使ってエネルギーを作り、アセチルコリンという化学物質を分泌させ、隣接するシナプスに手渡す。

手渡された情報は電気信号に変換されて、また次のシナプスに迅速にリレーされて……という具合に情報伝達システムは構築されている。

つまり、中継所でアセチルコリンという化学物質を生み出すＡＴＰエネルギーは

〈マイナス水素イオンとは〉

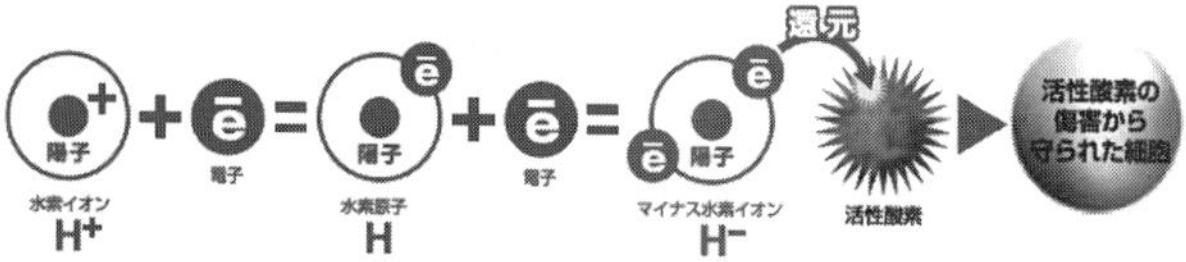

ミトコンドリアの中で作られ、そのＡＴＰ産生のためには、水素イオンの供給が不可欠である。

水素が細胞を傷つける悪玉活性酸素ヒドロキシラジカルを中和・除去することは既に述べた。

他の臓器の細胞と異なり、代謝して生まれ変わることのできない脳神経細胞のダメージを抑制し、残っている細胞から持てる情報処理・伝達機能を精一杯引き出す役割を担っているのが水素である。

●海馬の細胞に大量の水素を供給すると記憶や認知機能が改善する

アルツハイマーは、発病する一〇年も前から少しずつ始まる。

脳神経細胞は代謝しないから、年と共に細胞は減って行く。

ただ、記憶を司る海馬という組織の細胞は例外的に代謝するので、増やすことも可能であることは前に述べた。

記憶に関する全ての情報を、海馬が司る。国会図書館に全国から本が送られてくるのを、司書が整理するような役割を海馬が担っている。

海馬がきちんと働いていれば、全ての情報、昨日の情報、一〇年前の情報を整理しておいて、送ったアドレス、棚を覚えている。

この海馬の機能が劣化すると、一生懸命整理しておいたのに、どこに入れたか忘れてしまう。

昔のことはよく覚えているというのは、海馬の機能がしっかりした時に整理されたものは記憶に残っているからである。

加齢により海馬がへたって記憶の整理機能が落ちると、さっき聞いたことも、見たことも、食べたことも、全部忘れてしまう。

記憶情報は海馬がコントロールしているから、海馬の細胞に多くの水素イオンを供給することで記憶や認知機能を改善することができることは既に実証済みである。

●若年性アルツハイマー発症から九年、水素との出会いで奇跡が

会員数が数百万人を超える有力な宗教団体の会長夫人のお姉様が八四歳でアルツハイマー型認知症になった。

認知症が進んでいって、一緒に住んでいる息子さんの家族に、朝起きても「おはよう」と言わなくなる。ニコッともできず、「有難う」とも言えない。「家の中に泥棒がいる」、「自分のお金を家族が盗む」と言い出す始末で、家の中の人間関係はガタガタになった。それがズーッと続いていたのだが、水素を飲んでから一カ月半で症状が劇的に改善した。

若年性アルツハイマーを五五歳で発症してから九年、要介護5の最も重い重症の

アルツハイマーとなった人が松江にいる。

前著『マイナス水素イオンの効力』に妻の手記という形で掲載したが、壮絶な認知症との闘いに奇跡の改善をみせて感動的だった。

彼は平成一七年、五五歳のとき、テレビのリモコンが使えない、自宅から仕事の現場までの道に迷ってしまった、などから始まり、現場でのトラブル、仕事のミスで会社を辞めさせられる。

それから、できないことがどんどん増えてくる。異様な行動をする。玄関の内壁を蹴って穴を開ける。トイレの壁にも風呂場にも。まるで狂人のように甲高い奇声をあげ、暴言を吐き、徘徊し、ところ構わず排便をし、無残なまで自己崩壊していく夫の有様を、妻は無限の愛を持って、冷静に観察し続けてきた。

精神病院、デイサービス、ショートステイに通い、わが国の医療保障制度の許す範囲で懸命に介護してきた姿に打たれる。

献身的介護生活に明け暮れる毎日の中に一条の光明が差す。それは水素との出会いからやってきた。

整体師である彼の妻は、「私が自分で、主人を病気から取り戻してみせる」と、二重の鍵を開けてもらって部屋に行くような病院から退院させ、家でケアを始めた。

彼は六二歳になっていた。

●要介護5から2へ、八年ぶりに妻の名を呼んだ

退院時の様子は以下のようだった。


立位でまっすぐに立てず、体が後方に倒れて、自立は危険！

下肢は深く屈折。股関節が開きにくい。

手は前の方で交差するようになっている。手は握っている。

背中、腰は一体化しているかのようだ。

右側へは体をひねるが、その姿を維持できない。

左側へは体も顔も向けられない。
目やにが出ている。
歯茎が赤く腫れている。
舌が赤くコロコロしている。
舌の喉への落ち込みで、寝ている時苦しそう。
眠っている時に、体の痙攣あり。
よだれが垂れる。
目の焦点が合わない。妻とも焦点が合わない。
言葉の数が少ない。
積極的な言葉かけはない。
オムツ使用。
食事は食べさせてもらう。
背もたれの無い椅子には座れない。

退院後それまで投薬されていた薬をみんなやめて、大量の水素を飲ませて、水素ガスの吸入など大量の水素を投入した。

その結果、担当医が「奥さん、ご主人に何かされているのですか⁉　顔つきが今までと違う！」と驚くほどになった。

アルツハイマー病に対して「水素」が功を奏した。

悪化をたどる一方だった症状が、一枚一枚薄皮を剥がすように快方に向かい、たどたどしい会話が成立し、古い記憶が戻る兆候があった。

そして、ついに妻の名前を八年ぶりに呼ぶ。笑顔を見せ、会話が成り立ち、孫に愛しい眼差しを向け、介護者へ「すまんなー……」と言うまでになった。

要介護5から2へと奇跡的に改善したのである。

不妊症に対する水素の有効性

●遺伝子損傷を抑制し、卵胞発育を促進する

人体は、スーパーオキシドディスムターゼ（ＳＯＤ）の働きにより活性酸素の害から細胞が守られているが、加齢と共にこのＳＯＤが減少し、抗酸化力が低下する。

不妊症に悩む女性の場合、ＳＯＤの低下から妊孕性《にんよう》が下がり、三〇歳をピークに「活性酸素による細胞の酸化ストレス」が原因で、卵巣機能の予備能が低下する。

つまり、活性酸素が不妊へ直結していることが、最近の医学研究で実証されている。

水素を、卵巣機能が温存されている女性に対して投与した場合、
①体の遺伝子損傷を抑制し、卵胞発育を促進
②卵胞の増加、妊孕《にんよう》性の回復
③体の抗酸化物バランスの改善
が確認されている。

女性の場合、ホルモンの分泌との関係で活性酸素の出方が変わってくる。生理中が最も高く、次は排卵前後が高い。

ピルや抗炎症剤のような薬剤の摂取は、肝臓で解毒される際に活性酸素が大量に発生するので、炎症反応が強く出て、それが細胞を傷つける。

水素の摂取は、水溶性の抗酸化能を上げると同時に、脂溶性の酸化損傷を抑制する。卵胞予備能（ＡＭＨ）を改善すると同時に、妊孕性という卵巣機能を向上させてくれる可能性が高いことが医学研究会で報告されている。

細胞を損傷する活性酸素の中でも、最も有害な悪玉活性酸素ヒドロキシラジカルを無害な水に中和・除去することができるのは「水素」だけである。

男性ホルモンと水素の関係

●副交感神経を優位にする結果、レム催眠を持続させるので起こる現象

「朝勃ちは健康長寿の証」と言われるように、男性ホルモンは健康の重要なバロメーターである。男性ホルモンが増えることで元気さを取り戻し、朝勃ちも回復する。

人生八〇年時代を迎え、高齢者が元気を保ち続ける上で、水素が男性ホルモンの分泌の活性化に果たす役割の重要性が今注目されている！

実は、朝勃ちは睡眠と深い関係がある。睡眠には浅い睡眠のレム睡眠（Rapid Eye Movement）と深い眠りのノンレム睡眠があり、一晩の眠りで、四〜五回のレム睡眠が観測される。

精巣や副腎から分泌される男性ホルモンの低下は、年と共に始まる。年を取ると朝勃ちが少なくなるのは、男性ホルモンの減少と関係があり、睡眠のリズムも乱れ、夜中に何度も目が覚め、レム睡眠が朝まで続かない。その結果、朝勃ちがなくなるのである。

水素は副交感神経を優位にする結果、血管が拡張し、血流が増え、レム催眠を持続させるので朝勃ち現象を起こす。

勃起は「男である」という生物としての自信を与え、日常生活を積極化し、心理的な元気を与えてくれるから、水素の摂取はバイアグラと同様、ＮＯ（一酸化窒素）を血管内で分泌して血管を拡張させ、血流を増やしてくれるメカニズムを通じて、三段論法的に男性に生き甲斐と自信を与えてくれることになるのである。

レム催眠の間に体の基礎機能を調整している副交感神経が活性化して、腸などが動く。陰茎も腸の一部として同じように反応し、夜間の睡眠時に勃起現象が起きる。

朝はレム催眠のところで目覚めるので、無自覚的に勃起していることに気がつく。六〇代でも健康であれば睡眠時間の二割勃起しているという。

しかし、この勃起は副交感神経下のレム催眠の時に起きる無自覚的勃起で、性的興奮時に起こる自覚的勃起とは別の生理現象である。

人体の中で一番細い動脈は陰茎内のもので、直径が一〜二ミリである。動脈硬化は陰茎の血管から始まり、やがてより太い血管である心臓や脳へと進行する。

朝勃ちが五〇代、六〇代でなくなったら動脈硬化の心配をする必要がある。

アトピー性皮膚炎などアレルギーに対する水素療法

●免疫過剰反応で起こる「くしゃみ」「かゆみ」「鼻水」

身体には、細菌やウイルスなどの危険な非自己を排除する「免疫防御機構」が備わっているが、乳幼児に起こる卵など食物、あるいは成人に多い花粉吸入によるものなど、危険でないものにまで反応し、攻撃・排除してしまうのがアレルギー症状である。すなわち、免疫過剰反応である。

Ｉ型アレルギーは、ヘルパーＴ２細胞がＢ細胞にＩｇＥの抗体の製造を促すことがきっかけで起こる。情報伝達を担うインターロイキン４や13は、樹状細胞を刺激してＩｇＥ受容体を増やすため、抗原（アレルゲン）が引き寄せられやすくなる。

Ｂ細胞が製造したＩｇＥ抗体が肥満細胞に結合した状態は「感作」という。つぎに抗原（アレルゲン）が侵入してくるとヒスタミンが放出され、血管や皮膚の細胞を刺激するため「くしゃみ」、「かゆみ」、「鼻水」などのアレルギー反応が起こる。

また、ロイコトリエンが放出されることで、「炎症」が持続する。

アトピー性皮膚炎は、慢性的に再発し、カユミ、アレルギー性炎症を伴う湿疹や皮膚障害を誘発する。このことは、皮膚の酸化ストレスと免疫不全によって引き起こされる。

●水素には抗酸化・抗炎症作用がある

アトピー性皮膚炎に対して水素がどのように効果があるかマウスを用いた実験で検証されている。

分子状水素（H_2）即ち水素ガスは花粉症のようなI型アレルギー反応に関与する肥満細胞に作用して、その細胞からの脱顆粒現象を抑制することが明らかになった。

水素には抗酸化作用以外の新たな作用メカニズムがあることがわかった。

分子水素は酸化ストレスによって起こる疾患を防止することが知られている。

水素ガスを含む水素豊富水摂取がマウスの急性アレルギー反応を抑制することが明らかになった。

今回、分子状水素が一酸化窒素（NO）と同じように、ガス情報伝達系に作用するという新たな作用メカニズムを有する情報伝達分子であることが明らかになった。

そして乳幼児のアトピー性皮膚炎、成人における花粉症などのアレルギー性皮膚炎に対して水素治療は安全で有効なものであると考えられる。

●マウスを用いたモデル動物実験から

肥満細胞（In vitro 実験）のメカニズムは次ページの関係図で説明される。

アトピー性皮膚炎のモデル動物の実験では、図に示したように樹状細胞においてはアレルゲンに対するIgE受容体が増加し、IgE抗体が結合するとヘルパーT2細胞へのサイトカイン（IL-4および13）が産生を促される。一方、血清中で

〈アトピー性皮膚炎はこうして起きる〉

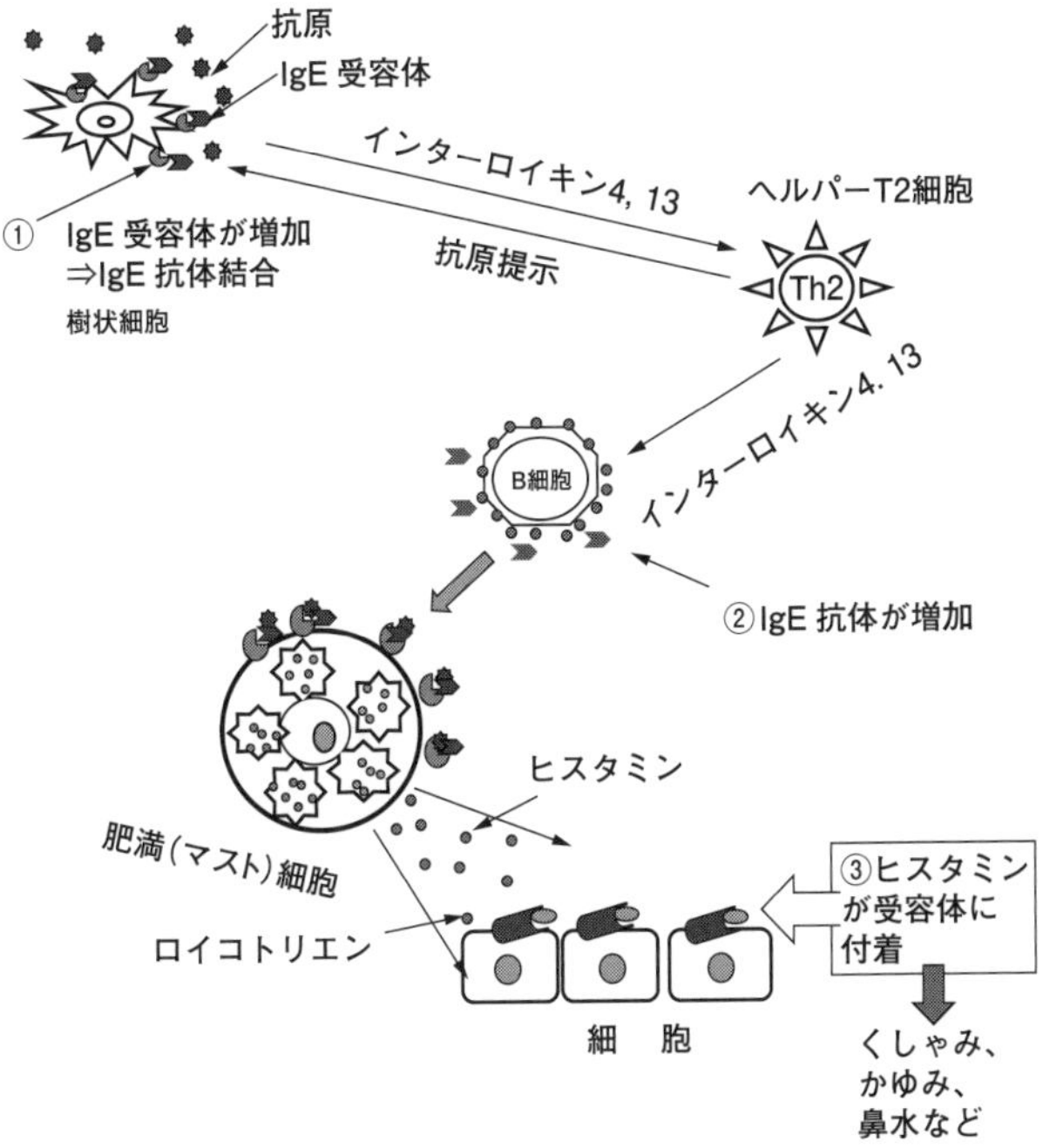

はTh1ならびにTh2由来の炎症性サイトカインが産生されて肥満（マスト）細胞の脱顆粒を促す。水素は、小動物実験からこのような炎症性のサイトカインを有意に減少させることから、脱顆粒を抑制しケミカルメディエイターの放出をできないようにすることが考えられた。

●水素摂取はステロイドに代わる治療剤として注目

水素の摂取は、動物実験において炎症性サイトカインの産生を有意に抑制することから臨床的にアトピー性皮膚炎を代表とするアレルギー性皮膚炎に有効であろうと考えられる。

現在、アレルギー性皮膚炎の治療は、もっぱら副腎皮質ホルモン（軟膏）などに依存しているが、ステロイドは炎症性疾患を劇的に有効とするメリットがある一方で、その副作用はリバウンドを含め思わしくない有害事象が多数報告されている。

水素摂取はステロイドに代わる治療剤あるいは併用剤として今注目されている。

●水素のおかげで数値がびっくりするほど下がって、夢のような生活

初めての孫が生まれました。

生まれてすぐに母乳を上手に飲めず、ガボッガボッと戻してしまいます。

「何か変な病気かな？　どうしよう」と心配していました。

退院してからも戻し続け、顔がカサカサからグジュグジュになり、ドロドロの顔になってしまいました。

体中、かゆみでかきむしり、頭の髪の毛も引きむしり、かきむしり、まだらの田んぼ状態でした。かわいそうで大変な状態でした。

「アレルギーとアトピー」で、肌も十倍弱いと言われました。牛乳、卵、油、肉などアレルギーと思われる物を除去しても、相変わらずグチュグチュ、ドロドロ。

ステロイドはなるべく使いたくないと頑張っていましたが、娘もストレスでガリガリに痩せて、つらい毎日でした。

ベビーカーのホロをかぶせて、人に見えないように隠すようにして、歩いていました。


三人目の先生に、「お米、白米が原因」と言われ、びっくりして、ご飯を食べさせるのをやめたらツルツルになりました。

母乳で育てていたので、娘も好きな物を食べずに、おにぎりを持ち歩いていました。その、おにぎりが原因でした。ショックです。ごはんが食べられないなんて、この子は大きくなるんだろうかと心配でした。

二歳になるまで、サツマイモと、人参ジュースだけで育てました。

アレルギーは、まだ潜んでいて、少しでも口にしたら、真っ赤に腫れあがり、ボコボコになって、救急病院に行く日々でした。

二〇〇九年一二月、『食べる水素』と出会いました。

恐る恐る、少しずつ食べさせてみました。食べても大丈夫でした。

娘に話して、毎日、朝、夕、飲ませました。

その後、血液検査は、アレルギーの数値がびっくりするほど下がっていました。先生もびっくりしていました。

完全になくなった訳ではありません。まだアレルギーの数値はあります。ただ、今まで食べられなかった、ご飯、卵、肉、油、お菓子、いろいろな食べ物が大丈夫になりました。夢のような生活になりました。

食べる水素のおかげで、人生が変わりました。

その子ももう八歳になりました。

今は、元気なサッカー少年です。毎週、サッカーの試合で日焼けして真っ黒です。

●奇形児と言われ、歩けないと言われた子がサッカーをしている

次の子の妊娠八カ月の定期健診の時、娘から泣きながら、「ママ、奇形児と言われた。どうしよう」と電話がありました。娘はショックで泣きじゃくるばかりで、可哀想な状態でした。

「左足が右足の三倍、左下半身が血管腫です。赤い肌です。リンパ管腫とリンパ嚢腫、左のおなかと左足にボコボコ腫瘍があります」と言われました。

「左足が三倍もあって、歩けるんですか？」と質問したら、「歩けません、今は良い車椅子と松葉杖があるから、生命には関わらないので、良いじゃないですか」と言われました。娘は泣くばかりです。

「左下半身が大き過ぎて、普通分娩はできません。血管腫もあるので、大出血したら大変なことになるので、帝王切開になります。日にちを決めてください」と淡々と言われました。

薬剤師の大崎先生に、「奇形児と言われました。どうしたらいいですか？」と連絡しました。先生は、「手や足がないわけではないので、お腹の中で改善するかもしれないので、娘さんに、水素を飲ませてみて下さい」と言われました。

上の子のひどいアレルギーとアトピーが改善しているので、食べる水素には、〝すごい〟との確信がありました。

その時点では、妊婦さんに、食べる水素を摂った結果がまだ発表されていなかったので、心配はありましたが、気持ちは落ち着いていました。

でも、ほんとうにドキドキの妊婦生活でした。

帝王切開の前日、「水素を飲んでおきなさい」と机の上に置いて帰りました。

帝王切開の日、娘が、「ママ全部食べたから」とのこと。びっくりです。

帝王切開で次男が生まれました。

主治医の先生も、「思っていたより、小さく生まれたね、良かった」と言ってくれました。娘は、まだ麻酔が効いています。次男は、救急車で、厚生年金病院に運ばれました。「娘は、いつ麻酔が切れるんですか?」と質問したら、「もうとっくに切れていますよ」と言われたそうです。

自分の赤ちゃんはいないのに、びっくりする早さで、ベビールームに他の人の赤ちゃんを見に行けたそうです。周りはびっくりです。水素の力です。

次男は厚生年金病院で精密検査を九日間しました。

腎臓の裏側に四cm弱の腫瘍があります。「生命に関わるので手術はできません。今の医学では治りません。どこの病院に行っても無駄ですよ。治せません。左下半身に腫瘍がボコボコあります。足の腫瘍は、抗ガン剤で固めます」と言われました。「心臓の薬が効くかもしれない、何の薬が……」といろいろ言っていました。

生まれたばかりの赤ちゃんに抗ガン剤は絶対イヤです。本当に歩けなくなります。固めるなんてひどいです。

「今の医学で治らないのなら、試したいこともあるので」と言って、無理やり連れて帰りました。「経過観察だけお願いします」と言って、一カ月に一度病院に行きました。

二月二日に生まれて、三月、四月、五月、腫瘍はだんだん小さくなりました。先生は、何をしているんですか？　なんて聞きもしませんでした。「どんどん小さくなっているので、六月はお休みして、七月に来て下さい」と言われて、七月で、四ｃｍあった腫瘍が消えました。

赤ちゃんの頃は、朝、夕と白湯に溶かして、果汁用の哺乳瓶で飲ませました。もちろん、娘にも飲ませて母乳からも水素です。

水素のクリームも腫瘍にベチャベチャ塗りました。

四月の検査で、急に小さくなりました。

五カ月で四cm弱の腫瘍が消えたのは、凄いことです。奇跡です。

コップが使えるようになって、白湯に溶かした水素をコップで飲むようになりました。幼稚園の年少さんから（三歳から）、そのまま何個でもまとめて飲むようになりました。本当に上手に飲みます。

毎朝、オシッコ検査しています。時々、体調の悪い時は、「多めに飲む」と言ってきます。

足の腫瘍はまだポコポコありますが、普通に一〇カ月から歩き出しました。幼稚園の年中さんの運動会では一等でした。涙、涙でした。

今は元気に五歳の年長さんです。

毎日、水素を幼稚園に持って行き、給食前と夕方帰る前に自分で飲んでいます。

お兄ちゃんと一緒にサッカークラブに入っています。「歩けません」と言われた次男がサッカーをしています。奇跡です。

奇形児と言われ、どうしようと、生まれる間の二カ月間、娘もどんな気持ちで生活してきたか。帝王切開の恐怖。生まれてからの恐怖。その時は、どんな風にして過ごしてきたか覚えていません。

水素の奇跡のお陰で改善されて、先生が思っていたより軽く、肌も普通の色、少し左足が大きく生まれてきました。

水素に出会っていなかったら、二人とも大変な人生だったと思います。

水素で人生が変わりました。

水素のない人生は考えられません。

二人とも笑顔いっぱいです。

水素のお陰です。
次男は、「水素は神様」と言っています。
長男は、「水素は神様からの贈物」と言っています。
水素兄弟、幸せです。感謝、感謝です。
ありがとうございます。

・お座りする時、お尻が痛くて座れないと泣いたことがありました。
・足の甲が腫れて、靴が履けないと泣いたこともありました。
・骨折もしました。水素で早く治りました。
・風邪をもらっても早く治ります。
全て水素で助けられました。
今は、ニコニコ笑顔いっぱいです。
来年はピカピカの一年生になります。

薬物依存症と水素

●薬物依存から離脱することは、なぜそんなに難しいのか

二〇一五年八月、政府は仮釈放された薬物犯罪の受刑者を対象として、再犯防止のための再生プログラムを大幅に拡充する方針を固めたという内容の記事が新聞の一面で報じられた。なぜ、このようなたわいのない内容の記事が一面に掲載されるのか？

飲酒や仕事上のストレスが薬物使用の「引き金」になるとされている。薬物依存者の更生には、専門的な医療機関や公的な施設での長期間の受診とサポートが効果的とされるが、こうした施設は日本全国に約四〇箇所しかない。元受刑者の社会復帰を目指すには不充分である。

犯罪者に判決を言い渡す際、現在は実刑か執行猶予のどちらかしかないが、政府は刑の一部執行猶予制度を実施し、刑期の一部を実刑、残りを執行猶予と分けることができる新しい制度を導入することにした。

テレビを見ていると、いろいろな犯罪が報道され、犯罪が近年どんどん増えているような印象を受けるが、実は日本国内の犯罪は減少化傾向にあり、刑務所の新規入所者は二〇〇五年からの一〇年間で約三三％も減少したという。

しかし、覚醒剤犯罪による入所者はその半分も減少していないという。

覚醒剤取締法違反の元受刑者が五年以内に刑務所に戻る割合は約半数の四九・八％である。これは薬物依存から離脱することが極めて難しいことを示している。

覚醒剤使用者だけでなく、覚醒剤の単純所持、大麻やシンナー、ヘロイン、コカイン、ＬＳＤなど他の薬物の使用者、危険ドラッグ使用者も対象に入れると、その数は膨大なものになると推定される。

薬物依存から離脱することが、なぜそんなに難しいのか？　この問題を脳の機能障害に対する水素の持つ可能性という観点から検討してみたい。

●民間リハビリセンター「ダルク」の回復プログラムの基本

『拘置所のタンポポ』と題する近藤恒夫氏の著書の副題は「薬物依存　再起への道」である。

近藤恒夫氏は、一九八五年薬物依存症のための日本初の民間リハビリセンター「ダルク」を創設し、その代表者として薬物依存者の社会復帰を応援する一方、行政、法律家、医療者、研究者などと連携して啓蒙活動を続けている。一九九五年に東京弁護士会人権賞、二〇〇一年に吉川英治文化賞を受賞している。

氏自身が一九七二年に覚醒剤に溺れ、精神病院に入院し、逮捕され、札幌地裁で有罪判決を受けている。その時の裁判官として近藤氏を裁き、有罪判決を出したのが奥田保弁護士である。

奥田弁護士は、いま近藤氏と厚い友情で結ばれ、近藤氏が代表を務める日本ダルクの顧問として活動を共にしている。

裁判官は年間二〇〇件ほどの刑事事件を裁き、その三〇％は薬物事犯であるという。年間六〇〜七〇件の薬物事犯を扱うことになる。

薬物事件の被告人のほぼ全員が「申し訳ありません。もう二度と薬物はやりません」と反省の弁を述べるのが通例であるが、近藤氏は最終陳述で「私はシャブをやめるために今日までさまざまな努力をしてきましたが、すべて無駄でした。もう、疲れました。私の希望は刑務所に入ることです。どうか判決は実刑にして、私を刑務所にぶち込んで下さい」と告白した、と奥田弁護士は、近藤氏の著書『拘置所のタンポポ』の出版に当たり、「ダルクのさらなるご発展を祈って」と題する推薦文の中で書いている。

この文章の中で、奥田弁護士は「世間の認識とは違い、薬物依存に陥っている人は、自分なんてどうでもよい。誰からも必要とされていないと考え、全てを絶望視する傾向があります。反面、彼らの多くは繊細で傷つきやすい精神構造の持ち主で、人間関係でストレスを抱き、心に深く傷を負った果てに薬物に手を出し、依存してしまうのです」と書いている。

ダルクでは薬物依存を「寂しさの病」であると考え、一日三回のグループミーティングを薬物依存症回復プログラムの基本に置いている。

薬物依存の仲間たちと孤独な心を共有・共感し、ダルクのスタッフが自らも傷つきながら命がけで魂の同伴者になっているのだという。

「ダルク」とは、ドラッグのD、アディクション（中毒）のA、リハビリテーションのR、センターのCから取り、DARCを「ダーク」では暗いので、フランス風に発音し、フランスを救った愛国の女性ジャンヌ・ダルクをイメージして命名したものであるという。

●意志の力ではやめられない

薬物依存は犯罪なのだが、同時に病気でもある。病気だから、いくら刑罰を与えても治らない。反省や決意などの意志の力で断ち切れるものではない。家族の愛でもどうしようもない。

覚醒剤を使用した時の快感と興奮は脳に直接刻み込まれてしまい、一度でも使ってしまうと、その後も脳が気持ち良くなりたいと欲してしまう。だから意志の力ではなかなかやめられない。

一度覚醒剤の味を覚えてしまうと、再びその誘惑に抗い続けるのは並大抵のことではない。テレビドラマなどでシャブ中毒者が禁断症状でのたうち回るシーンがあるが、あれはフィクションであるという。覚醒剤に禁断症状はない。

禁断症状がすごいのはヘロインなどのアヘン系の薬物であるという。クスリが切れると身体中の皮膚の下に虫が入り込んで這いずり回るような感覚に苦しむ。爪が剥がれて血だらけになりながらもなお壁を引っかき続けたり、そこら中をのたうち回ったりする。

覚醒剤の場合は、切れたらそれまでの覚醒剤中毒の反動で動けなくなるだけだ。電池が切れた機械みたいなもので、ものすごい虚脱感があり、しばらく何もしなくなくなり、起き上がるのさえ億劫になるという。

徐々に感覚が戻るに従って、冷や汗が出たり、身体が痙攣したりするが、身体的な苦しみはその程度だが、打った時の快感や興奮を思い出して、とにかくシャブを打ちたいという気持ちがどんどん強くなる。

身体的な依存性よりも、精神的な依存性がかなり強烈なのだ、と近藤氏は書いている。

●生涯にわたって治療を受けなければならない十字架

薬物には、大きく分けて興奮型と抑制型と幻覚型の三つの種類がある。

一の興奮型としては覚醒剤、ＭＤＭＡ、コカインがあり、これらは中枢神経などに作用して興奮を引き起こし、陶酔感、活力増大、幻覚、妄想を伴うが、身体依存性はないが、精神依存性が大きい。

二の抑制型には、ヘロイン、向精神薬（鎮痛剤、精神安定剤）、有機溶剤（シンナーなど）、咳止め薬（乱用すると薬物依存症を引き起こす）があり、中枢神経に作用して、精神を鎮静させ、陶酔感、多幸感を与えるが、身体依存性が強く、不安、不眠、抑鬱などの禁断症状が大きい。

三の幻覚型には大麻、ＬＳＤ、マジックマッシュルームなどがある。中枢神経や自律神経に作用して幻覚を引き起こし、酩酊感、幻視、幻聴、妄想を引き起こすが、身体依存症や禁断症状は少ない。

以上三つの中、日本では覚醒剤が全薬物事犯の七七％を占めているという。

薬理学的に見ると、覚醒剤は大きく分けてメタンフェタミン系、アンフェタミン系、デキストロ・アンフェタミン系の三つに分類される。

覚醒剤の代名詞「シャブ」は、メタンフェタミン系の結晶状のもので、その原料は漢方薬の麻黄（エフェドラ）で、これからエフェドリンを抽出し、他の化学物質と反応させて作ったもので、刺激を強くするためにこれに嘔吐剤、殺虫剤、写真の現像液などを混入させたものである！

覚醒剤を使用すると、通常のセックスとは比べものにならないほどの快感が得られ、男性の場合はなかなかイカなくなるが、気持ちのいい状態が長く持続し、射精する時は精液が全身から一気に放出されるような快感があり、女性は更にその数倍、数十倍の快感を得られるので、病みつきになり、はまったら抜けられなくなるというから怖い。

生涯にわたって治療を受けなければならないという十字架を背負ってしまったのである。一度違法薬物で捕まってから復帰しても、再び逮捕される芸能人は枚挙に暇が無い。

では、一生の十字架を背負った人達は回復のために具体的にどうすればいいのか？　ここで水素の出番がくる。薬物依存症に対する水素の可能性を以下に検証することにする。

●薬物依存症に対する水素の可能性（仮説）

薬物の効果が無くなるとその薬物が欲しいという強い欲求（渇望）がわいてきて、その渇望をコントロールできずに薬物をつい使用してしまう状態が薬物依存症である。依存症になる薬物や嗜好品は、次のページの表1のとおり。

依存性のある薬物は、図1に示すとおり、中脳の腹側被蓋野から側坐核にいたる脳内報酬系と呼ばれる「A10神経系」に異常が起きていることが明らかである。この神経系で最も主要な役割を果たす神経伝達物質がドーパミンである。

腹側被蓋野（中脳-皮質）＝A10ドーパミン神経は抗ストレス作用があるγ-アミ

表1　薬物依存症となる物質

覚醒剤	鎮静・睡眠薬	
	↓	↓
	アルコール	阿片
アンフェタミン		↓
メタンフェタミン	バルビツール酸	モルフィネ
コカイン	ベンゾジアゼピン	コデイン
ニコチン		ヘロイン
カフェイン		

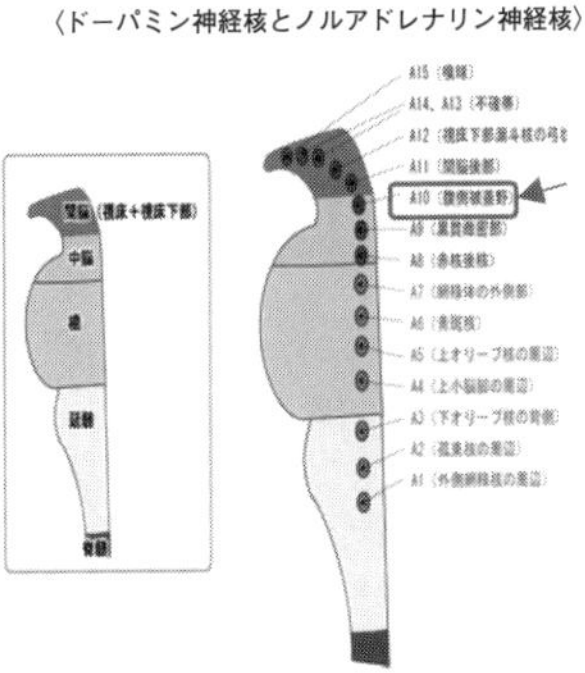

図1　脳内報酬系A10腹側被蓋野

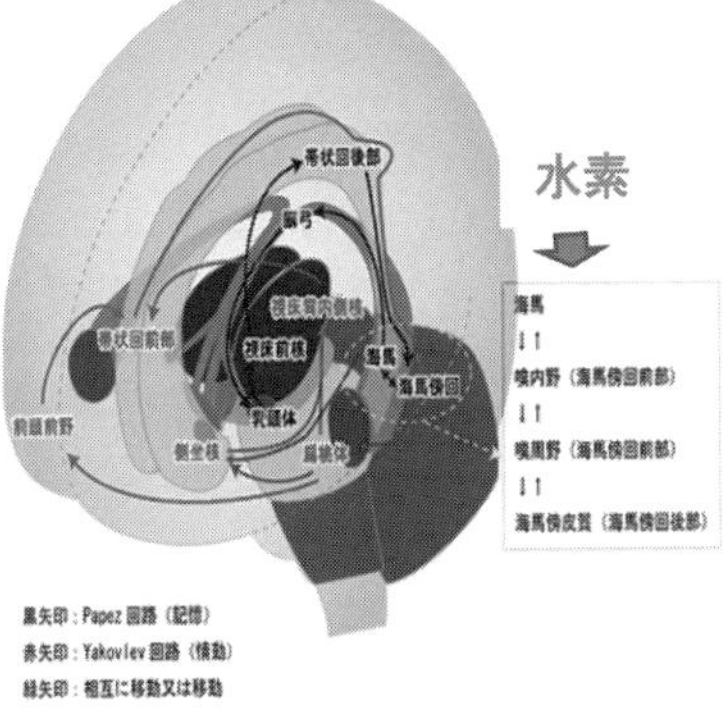

図2　水素は、海馬の萎縮を防止する

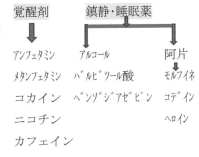

ノ酪酸（ＧＡＢＡ）により抑制されている。例えば、モルヒネがＧＡＢＡ神経のμ受容体に結合すると、ＧＡＢＡが抑制されるのでドーパミンが上昇し、精神・薬物依存症になる。

表１に示す薬物は、ドーパミンをかく乱させるために薬物依存性となる。

●水素が脳機能を改善に導く可能性のある四つの要因

①水素原子～分子は、脳‐血液関門を容易に通過することができる。

②水素は、Ａ10ドーパミン神経系に作用し過剰なドーパミン産生を下げる（ＧＡＢＡの働きを上昇）可能性がある。例えば、パーキンソン病の場合は、脳内黒質‐線状体系からのドーパミン分泌低下を来たしているが、水素が黒質細胞の酸化ストレスを防止することによりドーパミン（図１・Ａ９）の分泌低下を抑制しドーパミン分泌を改善する。すなわち、水素には、神経伝達物質ドーパミン分泌の調節作用をする可能性があると考えられる。

③水素は、脳神経細胞を保護する。

依存性を起こす薬物は、活性酸素（とりわけ中枢神経の細胞を傷害するヒドロキシラジカル）を発生させる。水素の摂取は、選択的に・ＯＨラジカルを中和・消去するため強い酸化ストレスを防止する。

例えば、アルツハイマー病態モデル動物実験において「海馬」の萎縮に対して水素の摂取は「海馬」を再生・増殖させることが報告されている（図２）

④水素は、疲弊した脳神経細胞のミトコンドリアに働き、新たにＡＴＰエネルギーを供給し、神経細胞の再生と増殖の可能性がある。

これまでに薬物依存症に対する治療薬は、ＧＡＢＡあるいは覚醒剤ケタミン（毒は毒をもって制する）以外ほとんど認められていないし、また、その効果は限定的である。

水素には、以上四つの脳機能を改善に導く可能性のある要因があることが既に学術的に実証されているので、現在開発されているいろいろな形での水素を大量かつ集中的に投与することで、正常な脳神経機能に傷害を来たしている薬物依存による症状を軽減・緩和・改善することができる可能性があると思われる。

●「寂しさの病」を明るく前向きな姿勢に導く可能性

水素を摂取すると、胃ホルモンであるグレリン産生細胞（X／A様細胞）が働き、分泌されたグレリンペプチドが脳・胃・腸への細胞の機能を活性化する。

それにより、脳下垂体で成長ホルモンが産生し、代謝促進、DNA合成、心筋・血管系細胞が活性化することは、既に二〇一三年に九州大学の松本教授らが報告している。

血流の増加により、脳細胞が活性化して、精神的鬱症状や不安感が減少し、物事を前向きに捉えることができるように変化していく可能性が高くなる。

しかしながら、薬物依存症に対する対応は、損傷を受けた脳機能の修復・改善を医学的観点からのみアプローチするだけで充分か、と問われればそうとも言えない。

冒頭に紹介した近藤氏と、その近藤氏に裁判官として有罪判決を下した奥田弁護士が述べているように、薬物依存は「寂しさの病」であり、「彼等の多くは繊細で傷つきやすい精神構造の持ち主で、人間関係でストレスを抱き、心に深く傷を負った果てに薬物に手を出し、依存してしまった人達」である。

ストレスは、肉体的・精神的、社会的、経済的な問題から生ずることが多いが、過度のストレスは万病の元であることは、医学的にも実証された、誰もが認める事実である。

ここで薬物依存症とストレスの関係について検証し、ストレスに由来する自律神経の不調からくる閉塞感や孤独感を副交感神経を優位にすることで明るく前向きな姿勢に導く可能性が水素にはあることを臨床的に実証することで、薬物依存症と水素関係の章を締めくくりたい。

四章

ガン治療に効果を上げる水素

国立がんセンターと水素

●食道ガン末期のモンゴル政府要人

末期ガンに近い段階の食道ガンのモンゴル政府の要人が、国立がんセンターで治療を受けに日本にやって来た。

しかし外科手術をするには、既に腫瘍が大き過ぎているので、まず分子標的抗ガン剤を投入して腫瘍を小さくしてから切除手術をすることになる。

そのため日本に定期的にやってきて、しばらく滞在しては治療を受けるということを繰り返しているのだが、金も掛かるし、駄目でも仕方がないので水素で治療してもらえないだろうか、とモンゴルと取引関係の深い文京中央倫理法人会の石河会長から相談を受けた。

本人に会社に来てもらい、まず病状をきくことにした。翌日、奥さんとまだ小学生の二人のお嬢さんを同伴してシュルンバッド（Chuluunbat）氏はやってきた。

末期の食道ガンではないが、その一歩手前のステージ3のBである。モンゴル総理大臣の顧問で無任所大使（Ambassador at large）を兼任しているから、それなりの大物である。

もし、自分のガンを本当に治してくれたら、水素治療技術をモンゴルの病院に導入するための支援を惜しまない、と言う。

そう言えば、同名でモンゴル大統領の特別顧問をしている一回り年上のシュルンバッド氏も築地の国立がんセンターで咽頭ガンの手術を受けに来て、残念なことに手術の結果、全く声が出なくなったと友人に聞いたことがあるので、シュルンバッドという姓は名門の一族かもしれない。

水素でなぜガンのアポトーシスが起きるのかについて話をしている間、水を電気分解して発生させる水素・酸素混合ガスを吸入してもらい、食道ガンの位置に皮膚の上から水素のシートを貼付した。水素も飲んでもらった。日本語で説明し、それを連れてきた通訳がモンゴル語に訳すから、どの程度理解したのかわからないが、一生懸命聞いていた。

●水素の集中・大量摂取でわずか二週間で劇的に腫瘍が小さくなった

約二時間、水素ガスの吸入をし、その日は帰ってもらった。帰宅してからは毎日水素の集中・大量摂取をするように薦めた。

その日からちょうど二週間経過した日、シュルンバッド氏は再びおとずれた。

「昨日、国立がんセンターで患部の精密検査を受けました」と通訳を通じて説明を始めた。

「ガン腫瘍が劇的に小さくなり、これなら即手術で摘出できると担当医師達は言い、早速外科手術を実施する入院日まで決められてしまいました」と言った。

わずか二週間で腫瘍が劇的に縮小したのなら、なぜ、あと一～二カ月水素の集中投与を続けてみないのか？

外科手術で腫瘍を切除したら、念のためにと言って必ず抗ガン剤を投与し続けるに決まっている。

●ほとんどのガンは抗ガン剤では治らないのが今や常識なのに

そう言えば、がんセンターの院長・総長・名誉総長を歴任された○○先生の奥様はガンで亡くなったと記憶している。

センターが総力を挙げて放射線と抗ガン剤投与の治療を繰り返したけれど、結局治すことができず、大変苦しんで亡くなられたという顛末をどこかで書かれていたことを思い出した。

『患者よ、がんと闘うな』『抗がん剤だけはやめなさい』『「余命3カ月」のウソ』

など一連の告発本で有名な近藤誠医師の言葉を借りるまでもなく、骨髄性白血病など二〜三のガンを除いて、ほとんどは抗ガン剤では治らないのは今や常識と言っても過言ではないが、それでは国立がんセンターのレーゾンデートル（存在意義）がなくなってしまう。

水素はがんセンターの存続にとって厄介な鬼門などと考えずに、逆転の発想でセンターを国立水素がん治療センターに改組するくらいの大胆な発想をする政治家がいないものか。

●ガン細胞が自分自身を自滅に導くアポトーシス作用

二〇一六年のノーベル化学賞は、細胞内のＤＮＡが傷ついた際にどのように修復されるかという仕組みを解明した三人の科学者に与えられた。

ＤＮＡは生命の設計図といわれ、ＤＮＡに記された遺伝情報に基づいて生命を構成している細胞の蛋白質が作られるからである。

受賞した三人の教授達は、ＤＮＡからＲＮＡが作られ、細胞が複製される時に生ずるコピーの間違いや、紫外線や体内の過剰な活性酸素により損傷を受けたＤＮＡを酵素の働きで修復する、ガンに対する防衛機構の仕組みを解明した。

ガン細胞を死に追いやるＤＮＡが損傷された時、ある酵素がその部分を取り除き、別の酵素が新たにＤＮＡを合成することにより、生命は維持されているのであるが、その作用機序の中核を成すものがガン細胞が自分自身を自滅に導くアポトーシス作用である。

B型肝炎からの肝ガンに水素治療

●五年前にB型慢性肝炎から肝ガンと診断、薬剤治療中

日本画家のM画伯が知人を介して私を訪ねてきたのは、二〇一五年四月二日のことであった。

画伯は、室町時代の美しい十二単をまとった女人や牛車の行列などを絹布に描くシルクアートの画家である。五〇年来独自に技法を開拓し、さながら葛飾北斎の世界を彷彿させる時代を超越した友禅作家でもあり、その優雅にして繊細な色彩の美しさ、鮮やかさは感嘆に値する。

細身の体に白い顎鬚《あごひげ》を蓄え、長髪のリーゼントに茶色のサングラスをかけたダンディな風貌であるが、六九歳とは思えぬご老体の外観は、B型肝炎により誘発され

た肝ガンを患っているからであろう。

しかし、画伯から症状について話を聴いている間に、初対面に受けた印象は激変した。画伯は快活に笑って、肝ガン宣告をされたことを全く気にしている様子もなく、滅入るどころか部屋中に響き渡る豪快な笑いを発し、思わず「その笑いがガンを退治しますよ！」と言うと、「ほう……そうかね！」と子供のように嬉しそうな表情でつぶやいた。

まだ人間国宝には指定されてはいないものの、わが国の逸材であることに変わりはない日本画の画伯を、肝炎ごときで死なせてなるものか、と思った。

M画伯は、五年前に都内の聖路加国際病院で血液・CT検査を受けて、母子感染によるB型慢性肝炎から肝ガンと診断されて、薬剤治療を受けている。

C型慢性肝炎から肝硬変になった場合は、一〇年以内に肝ガンを発症する割合は七〇％近いとされている。

ステージ4の末期肝ガンに対して大量の水素投与と水素ガスの吸入によって直径三〇ｍｍの肝ガンが、わずか三カ月で一六ｍｍにまで減少したケースなどもあり、画伯の場合のようにB型慢性肝炎キャリアからの肝ガン発症に対しても水素は有効な治療法になり得ると考えられるので、治療に先立ち、まず病院に於ける血液検査表および処方薬の開示を求めると、以下の内容であった。

●Ⅱ型糖尿病と合併

B型慢性肝炎に伴う半年間、「血小板数十一万」、「総たんぱく六・〇ｍｇ／ｄｌ」および「γ－グロブリン九・四％」といずれの値も基準値を下回っていた。

血小板数と総蛋白の持続低下以外、腫瘍マーカーAFPは一〇未満、PIVKAⅡが四〇未満。トランスアミナーゼ値はむしろ低い基準内の変動であり、肝機能異常は全く認められていない。

このことは、抗ウイルス剤「バラクルード錠」、強肝・利胆剤「ウルソ錠」による肝保護作用が有効に働いているのか、それとは別に肝炎ウイルス感染のある一定時期に「ウインドウ期：空白期」といわれる血液検査上、陰性を示しているのか不明である。

Ｂ型慢性肝炎キャリアのひとつの特徴は、肝硬変を飛び越えていきなり肝ガンに移行することである。画伯の場合も五年経過で肝ガンへ移行している。

画伯は血糖値のコントロールが悪く、Ⅱ型糖尿病と合併している。治療薬としての作用機序が異なる二剤を服用していた。

空腹時血糖値は、治療を受けていても九四〜一四六ｍｇ／ｄｌと安定しているようであるが、肝心のＨｂＡ１Ｃ（ヘモグロビンＡ１Ｃ）の記録が抜けている。

●処方されている薬剤の多さ

難治性疾患の治療では、高齢患者さんに対する処方箋の多さには目を疑わせるものがある。悪く言えば「数打ちゃ当たる」式で、ひどい場合には十数剤処方する担当医さえいる。

例えば、アルツハイマー型認知症患者の治療のためにアセチルコリンエステラーゼ阻害薬を投与しながら、患者のＢＰＳＤ※を抑えるため抗コリン剤などの中枢神経系薬剤を多く服用させている。

これではアセチルコリンの出入りが相殺され、認知機能が益々低下する。このように、全くでたらめな薬剤投与がまかり通っている。

画伯の場合、Ｂ型肝炎治療剤「バラクルード錠」以外に七剤も投薬されていた。肝臓薬（バラクルード錠、ウルソ、ビタミン系二剤）以外の糖尿病薬二剤、抗潰瘍剤「タケブロン」、消炎鎮痛剤「ボルタレン錠」など四剤の服用を中止するようアドバイスした。

糖尿病薬を除外した理由は、薬の投与で血糖値は低下するかもしれないが糖尿病を治すことはできない。治せないばかりか、薬剤を継続服用することで重篤な肝・腎臓障害が起きる。

画伯は高齢で、B型肝炎キャリアであるから、肝臓機能の低下はさらに悪化するから、このような薬剤は投与すべきではない。処方薬中には抗炎症・鎮痛剤「ボルタレン錠」や胃潰瘍や逆流性食道炎によく用いられる「タケプロン錠」もあった。

画伯に聞くと、そのような症状が無いというので、これも服薬を中止させた。

M画伯は、仕事上徹夜作業が続くことが多く、睡眠時間はわずか三～四時間であるという。そのため三〇年間近くも「ハルシオン」を常用していた。

見かねた友人が「依存性があり中枢神経に働くクスリは怖いから、やめたほうがよい」と説得して中止させたという。

このように、画伯を含め、高齢者の薬漬け療法が何と多いことか。誠に嘆かわしいことである。

※BPSD：アルツハイマー型認知症で興奮、うつ状態、徘徊などの周辺症状のことをいう。

●なぜ水素療法が有効なのか

いろいろな疾病に対してなぜ水素療法が有効なのか？　その理由は幾つかある。

まず第一に、ほとんどの疾病の元凶であり、細胞ＤＮＡを破壊する活性酸素（ヒドロキシラジカル・ＯＨ）を水素のみが特異的に中和・消去することができるから。

第二に、ミトコンドリア内でエネルギーが産生される時に発生する活性酸素を消すだけでなく、同時に水素は新しいＡＴＰ合成に寄与し、細胞の代謝を活性化する。

第三に、基礎研究領域においても水素の抗炎症作用やグレリン分泌作用など新し

い研究成果が報告されている。

第四として、水素には副作用がほとんどないことである。

B型キャリアから肝ガンになった症例に対する水素の作用機序を以下にまとめる。

1. 活性酸素・ヒドロキシラジカルは発ガンのイニシエーターとして作用する。しかし、その一方でフリーラジカル発生を応用した抗ガン剤の投与や放射線照射療法がガン治療に用いられている。ガン細胞そのものがフリーラジカルを放出しているとすれば、過剰なフリーラジカルを水素で消去することは重要である。

2. 肝ガンで疲弊した肝細胞にATPエネルギーを供給し、細胞代謝を活性化させることが必要である。

3. ガン細胞は嫌気性の解糖エネルギーに依存しているので、水素摂取による好気的クエン酸回路によるＡＴＰ産生増加が、ガン細胞をアポトーシスに導く（ワールブルグ効果）。

４．ガン細胞はグルコースから大量の乳酸産生によりアポトーシスに傾いているが、水素摂取により血液が弱アルカリ性への傾きが生まれる。

山本画伯の肝臓ガンを、水素の集中・大量投与で治療する試みはこうしてスタートを切ったのである。

ガン細胞のアポトーシスと水素

●生体には、ガン細胞に負けない分子レベルでの機序が備わっている

ガンは遺伝子の損傷によって生ずる病気である。食品添加物の摂取や喫煙が引き金となって細胞のＤＮＡが損傷を受ける。これが酸化ストレスによるガン発症への道筋である。

しかし生体には、そもそもガン細胞に負けない分子レベルでの機序が備わっていることは、ワールブルグ博士等ノーベル賞受賞者達の研究成果で明らかにされた。アポトーシス理論は次頁の上の図で示す通り、ミトコンドリアからＰ53遺伝子をはじめとする各種のシグナル伝達物質（蛋白質）により支えられている。

生体で不要となった細胞や異物細胞（ガン）を排除するために備わった細胞自殺

〈細胞の酸化ストレスとアポトーシスのしくみ〉

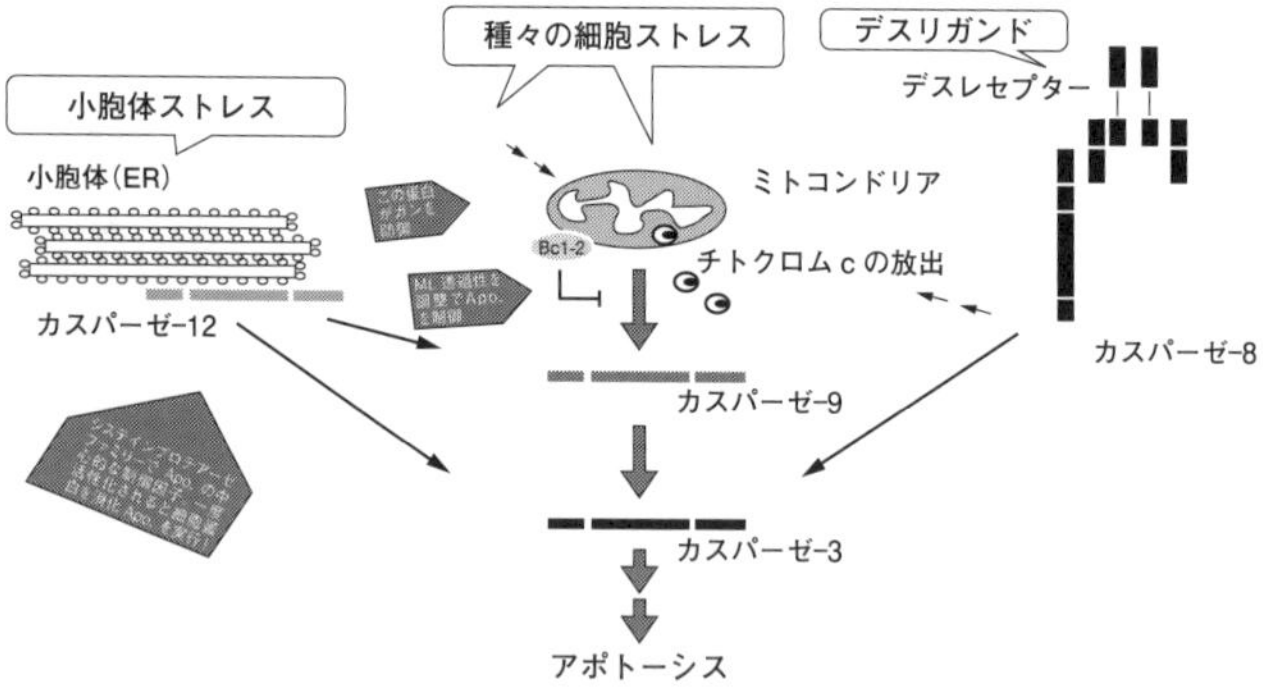

作用がアポトーシスである。

ちなみに、P53のPとはプロテインの頭文字で、つまり蛋白質のことである。

53は、その蛋白質の大きさを表したもので、分子量五万三千の蛋白質を作る役目の遺伝子がP53というわけである。

人間の持つ二三対の染色体の一七番目にあり、運動することで活性化される。全ての脊椎動物にこの遺伝子はあり、正常細胞がガン細胞になるのを防ぎ、遺伝子に異常がある場合に細胞分裂を止める。

傷ついたDNAを取り換えたり、修復をするのは、P53R2という酵素が作り出す蛋白質で、傷ついた遺伝子のそばに急行し、修復用ＤＮＡを合成して供給するが、この酵素は単独で働くのではなく、Ｐ53の指令を受けて行動することが報告されている。

一方、抗アポトーシスを行う遺伝子も存在する。Ｂｃｌ–２やＲａｓなどの変異により蛋白質の機能が活性化すると、細胞増殖が起こる。つまりガンが増殖するのである。

因みに、Ｂｃｌ–２遺伝子は、ミトコンドリアの外壁に存在し、アポトーシスを誘導するチトクロムＣという酵素の放出を抑制するので、アポトーシス効果を抑える働きを持っている。

Ｒａｓ遺伝子は、ガン原遺伝子の一つであり、ＤＮＡの転写や細胞増殖、細胞運動性促進の作用、即ち抗アポトーシス効果を持っている。

●水素によるアポトーシス誘導作用

一九三一年にノーベル生理・医学賞を受賞したドイツのワールブルグ博士は、ミトコンドリアを活性化させ酸素攻めにすることで、解糖系のエネルギーだけに依存する細胞を兵糧攻めにするアポトーシスによる抗ガン作用を唱えた。

水素がアポトーシス誘導するには、ミトコンドリアで大量の血糖と酸素を使い、ATPエネルギーを産生すると、ATP産生に伴い悪玉活性酸素ヒドロキシラジカルのような強い活性酸素がガン細胞を自滅させるアポトーシス効果を産み出すものと考えられる。

次のページの表は、ガン細胞のエネルギー産生と成長の過程を示したものである。ワールブルグ博士の理論とは別の観点から、水素のアポトーシス誘導作用を検証した赤坂AAクリニックの森院長は、水素の摂取が尿中の8-OHdGを減少することに着目して、以下の興味深い報告をしている。

〈ワールブルグ効果とマイナス水素イオンの作用〉

＊ガン細胞では、ミトコンドリアにおける酸化的リン酸化によるエネルギー産生が低下。細胞質における嫌気性解糖系を介したエネルギー産生が増加している。

↓

＊ガン細胞は、生き延びるためミトコンドリアにおける酸化的リン酸化を抑える。

↓

＊ガン細胞のミトコンドリアをマイナス水素イオンで活性化させると、ミトコンドリア内で発生する悪玉活性酸素（ヒドロキシラジカル）を消去し、またチトクロムCなどアポトーシス誘導物質の働きが正常化するためにガン細胞がアポトーシス（自殺死）を起こす。

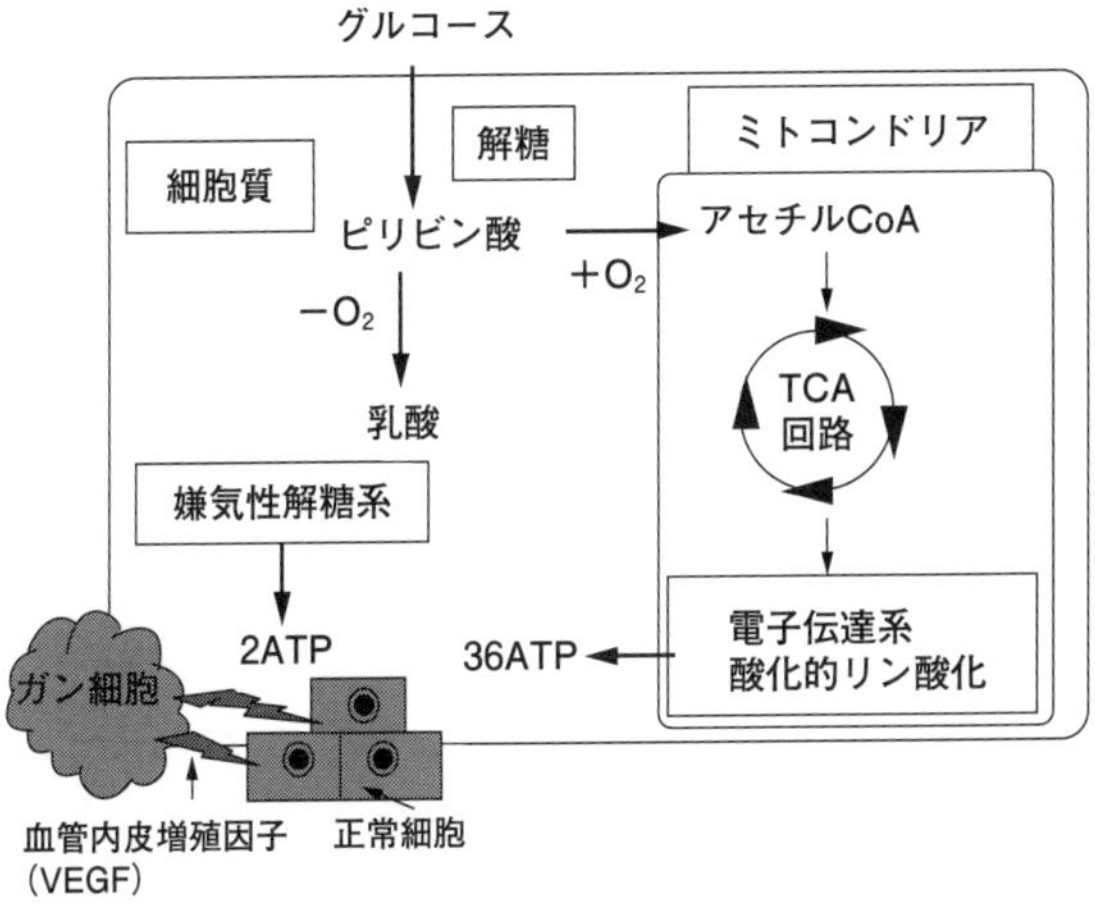

（『マイナス水素イオン』の効力　出版記念特別講演会
平成26年10月19日ラーニング・スクエア新橋）

ＤＮＡ塩基配列においてグアニジンがヒドロキシラジカルに攻撃されやすく、尿中へ排泄される。

水素の摂取は、特異的にこのフリーラジカルのみを消去するため、結果としてDNAの傷害を防ぐことになる。

水素に、このように細胞すべての酸化ストレスを防御する作用があるとすれば、ガン細胞のアポトーシス誘導に関与する可能性があると思われる。

ガン細胞のアポトーシスを誘導するには、前述したＰ53遺伝子の発現が不可欠で、ＤＮＡが損傷を受けてガン化したときに、ＤＮＡ修復～アポトーシス誘導を行う善玉の遺伝子である。

この酵素の働きは、水素の細胞に対する働きと類似している。

水素は、フリーラジカルを消去する抗酸化作用が、加齢に伴い酸化ストレスや、蛋白質合成作用が低下するP53遺伝子の正常化を助け、チトクロームCから蛋白分解酵素であるカスパーゼファミリーを活性化して、アポトーシスを誘導するものと

考えられる。

子宮ガンの腫瘍が六カ月でほとんど消滅

●「水素の大量投与でガン細胞はアポトーシスを起こして壊死するから大丈夫」

「私の親友で、お母さんのヨガの先生のS子さんが、子宮ガンで手術をする予定だということがわかりました。ごく初期の、今まで良性だったものが、先月から急に悪化したらしいの。

結婚したばかりなので、手術をすると子供ができなくなるからと落ち込んでいます。それで、『とにかく手術は一カ月待ってもらえたら待ってもらって、水素を集中的に摂ってみて』と思わず言ってしまいました。

S子さんは、ヨガで生計を立てているので大変だけれど、何とかして助けてあげたいのです。本は既に読んでいて、水素を信じています。

ガンを治すには、毎日どの位の量の水素を摂るようにと薦めたらいいの？　激しい進行性ではないみたいです。一〇年前に乳ガンの手術もしています」

と娘の和子からメールを受けた。


娘のこのメールに対して、私は次のメールを送信した。

「和子の親友は、絶対に治してみせるよ。手術をする必要はありません。水素の大量投与でガン細胞はアポトーシスを起こして壊死するから大丈夫。抗ガン剤治療だけはしないように」

娘に、参考までにと言って、親友のための水素とともに、大腸ガンを水素だけで根治させた症例と、治療に当たった大学病院の詳細な検査と臨床データを手渡した。

その時渡したのが、180ページで紹介する、「水素の大量・集中投与で大腸ガンの根治に成功」と題する男性の手記であった。

翌日、「病気になってみて、そばで『絶対に大丈夫』と言ってくれる人は宝です」というS子さんから娘に宛てられたお礼の手紙が私の手元に届いた。

あれから六カ月。S子さんは病院の担当医の執拗な抗ガン剤治療の薦めを断り、水素の大量・集中投与を続けている。

そして子宮ガンの腫瘍がほとんど消滅し、現在は御主人の故郷の屋久島でヨガの先生をしながら幸せに暮らしている。

●水素の大量・集中投与と内視鏡オペで大腸ガンの根治に成功！

本○健○　男性　70歳（神奈川県）

S状結腸ガン、粘膜下層への浸潤も

二〇一四年一一月三日、東京内視鏡クリニックで大腸内視鏡検査をしました。Dr.工藤により、目に見えているポリープは内視鏡オペで取り去りましたが、切除した部位（ポリープ）の病理組織検査で、「S状結腸ガン」と診断されました。

1．静脈侵襲も見られる。

2．粘膜下層への浸潤も見られた。

リンパ管へガン細胞が入っているのでは、と懸念されたので、早期に腹腔鏡オペをして「リンパ転移がないかどうかを調べることが必要だ」と言われました。

リンパ節転移の可能性もあるとのことで、リンパ郭清だけでなく、ガンの発生

した部位から幅広く両端を切除する必要があると告げられました。
ステージ1から抗ガン剤治療も勧められました。

私は七～八年前から、便秘で一二六番という下痢の漢方を飲んでいました。形とならない便で、気が付かなかっただけで、実は出血もしていたはずだと医師に言われましたが、下痢のため、便に血がつく状態ではなく、検査で結腸ガンと判明するまでに時が経ちました。

ある日、「便がいつもすっきりしてなくお腹に残っている感じがする」と秘書に言うと、「それは異常なので調べた方が良いです」と、大腸内視鏡のゴッドハンドとして有名なDr.工藤に検査予約を入れてくれました。
内視鏡検査の結果大腸ガンであると判明してから、すぐ若山先生へ電話をして相談しました。若山先生は、「大丈夫です。治してみせますよ」と即答してくれました。そして大量の水素の集中摂取で身体の免疫力を高めるために、水素を摂り始めました。

オペ前の二カ月の水素摂取が根治につながった

仕事の関係で、オペの予定日がガンの発覚から二カ月位遅れたのは、結果的にみると誠に運が良かったのです。

二カ月の間、水素摂取で免疫力を高めることができたからで、それが根治の結果につながったと思わざるを得ません。

内視鏡オペをする前に、身体に生命力が宿ったような（完治したような）感じがあったので、オペをするかしないか、正直言ってオペ当日まで迷いました。

若山先生も、「リンパ郭清はしない方が良い。免疫力が落ちるから」とオペすることを勧めませんでしたが、私の性格は本質的に完璧主義のため、この際リンパまで切り取って、ガン細胞の有無を調べてはっきりさせたいと思い、オペを決意しました。

病理検査の結果が出る前に、自身の身体の感覚で、顔色も良く、体調もすこぶるいいので、「これでガン細胞があるはずがない」と、確信できるほど良好な健康状態でした。

オペをしてから六カ月経過した九月の半年検診で、担当ドクターから「根治」と言われました。寛解でなく根治とのことでした。完全にガン細胞がなく、もしこれからガンが発見されたとしても原発性、つまり新たなガンと言われました。

（並行して受診した定期ホームドクターの石原クリニックでの血液検査、前立腺抗原、大腸ガン検査の結果でも、肝機能も正常、炎症反応も正常、異常なしでした）

若山先生の確信に満ちた明るさが、どんなに心強かったかしれません。感謝でいっぱいです。

五章

水素の効果体験とそのしくみ

眼科領域

「網膜色素線条症」になったが、よく見えるようになった！

《匿名　男性　六二歳　茨城県》

Q

私は「網膜《もうまく》色素《しきそ》線条症《せんじょうしょう》」と診断されて視力が〇・〇二となり、ほとんど失明状態でした。

水素を摂り始めて六カ月ほど経ち、驚いたのは、〇・二までに視力が回復して、以前と較べて物がよく見えるようになったことです。

現在、血液サラサラを目指して、これからも水素を飲み続けていくつもりです。今の医学でも治療が難しい「網膜色素線条症」が良くなったことについて、水素に本当に感謝しています。

A

「網膜色素線条症」とは、網膜を構成するブルッフ膜の主成分である弾力繊維が断裂し、網膜の炎症が起こる眼疾患で、視力低下を起こします。

加齢に伴い増えている眼疾患「加齢黄斑網膜色素変性症」とは病態が異なります。いずれの疾患も網膜の炎症時に発生する活性酸素、とりわけ細胞障害性の強いヒドロキシラジカル（・OH）が、網膜や視神経へ強い酸化ストレスを及ぼし、視力の低下が起こります。

今までに、水素は「血液―脳関門（BBB）」を容易に通過することが明らかですので、網膜や視神経で発生したヒドロキシラジカルを選択的に消去したことにより、奇跡的な結果が出たものと推測されます。

糖尿病性網膜症に合併する視力低下が回復。よく見えるようになった

《匿名　男性　六八歳　長野県》

Q

近くの医院で、糖尿病性網膜症に合併する視力低下と診断されて、その治療に専念するかたわら、水素を四カ月続けて飲んだ結果をお知らせします。

飲み始めて二カ月後に体調が良くなってきました。そればかりか、右目がかなり見えにくくなっていましたが、視力回復に加えて「眼瞼下垂」であった右眼の筋肉もしっかりして眼が開けられるようになりました。

私の眼に対してこのような効果に驚いています。なぜでしょうか、教えて下さい。

A　炎症を起こす原因は、炎症細胞に白血球成分であるリンパ球や顆粒球が集合し、活性酸素が放出されるからです。炎症が強ければ強いほど活性酸素による網膜細胞の傷害がひどくなります。

活性酸素のうち、スーパーオキシドは体内の酵素であるスーパーオキシドディスムターゼ（ＳＯＤ）により消去され、過酸化水素は、グルタチオンペルオキシダーゼやカタラーゼによってそれぞれ無害化されます。

しかし、細胞傷害性の最も強いヒドロキシラジカル（・ＯＨ）だけは、水素のみがこれを無害化できるという特性があります。

水素のもう一つの働きは、炎症局所の細胞内でＡＴＰエネルギーを産生するために、血管を拡張させて血流量を増やすことです。

これにより損傷された細胞の修復をすることができます。

飛蚊症《ひぶん》が軽くなった

《山○小○様　女性　四六歳　東京都》

Q

四〇歳代から飛蚊症に悩んできました。眼科医に行っても「生理的なものだから心配しなくても良い」と言われ、コンドロイチン入り目薬の処方とブルーベリーのサプリメントを紹介されました。

最近、その症状がひどくなったような気がしたので、友人の薦めもあって「水素」を試しに三カ月間摂りました。一カ月後から文字どおり蚊が飛ぶような不快な症状が薄れていくような感じがありました。

三カ月経ってその症状がすっかり気にならなくなりました。眼科にも行くことなく現在に至っています。病的な飛蚊症もあると聞いていますので、水素に感謝しています。

A

飛蚊症の原因は、紫外線が目の中に入ると、硝子体の組織の中に「活性酸素」が発生し、組織中の蛋白質や脂質が酸化され、その酸化物が組織内に蓄積すると、やがて組織の変質を招いて飛蚊症が生じます。

若いうちは活性酸素を分解する酵素が分泌されて水晶体の酸化を防いでいますが、老化に伴ってスーパーオキシド（ＳＯＤ）など酵素の産生が減少するため活性酸素を消すことができずに飛蚊症がひどくなります。

水素は、活性酸素のなかでも細胞傷害性が一番凶悪なヒドロキシラジカル（・ＯＨ）を選択的に消去する抗酸化作用を持っていることが実証されています。

白内障が良くなった

《小○好○様　女性　七○歳　長野県》

Q

三年前に白内障と診断されましたが、徐々に症状が進んでいよいよ手術かと思っておりました。

そんな折、私の目を心配している弟から水素の話を聞き、半信半疑で水素を摂るようになりました。数カ月が経ち、今ではより明るく見えるようになりました。

また、量を通常の倍量に増やしたところさらに良くなりました。お陰様で手術をしなくても大丈夫となり、大変感謝しております。

A

加齢に伴う白内障の原因は、眼の水晶体という水と蛋白質で構成された眼のレンズが、太陽光からくる紫外線（ＵＶ）のうち、短波長であるβ波由来の活性酸素で損傷されるからで、ヒドロキシラジカル（・ＯＨ）によって蛋白質が酸化され、白く濁った状態が白内障です。

肌のシミやシワの原因も同様な発生メカニズムで起こります。

ヒドロキシラジカル（・ＯＨ）を消す抗酸化酵素は体内にはありません。

ヒドロキシラジカルを消すことができるのは水素しかありません。水素の摂取は白内障を引き起こすＵＶによる水晶体の酸化傷害に有効というわけです。

耳鼻科領域

耳鳴りがピタッとやんだ

《榊○健○様　男性　五六歳　京都府》

Q

最近、耳鳴りがひどく、ずっと続いていました。勤務で忙しく通院ができないものの、某健康雑誌の記事を読んで水素を摂り始めました。数日でひどい耳鳴りがピタッとやみました。薬でもないのにこのような効果を得て驚いています。なぜだか教えて下さい。

A 私達が生きている限り、からだのすべての細胞が活性酸素により酸化傷害を受けます。聴覚神経は鋭敏であるため、特に罹りやすいのです。

老人性難聴や音響外傷などの内耳障害はヒドロキシラジカルのような強い活性酸素の影響を受けていることが多いのです。

水素は、このヒドロキシラジカルを消去する唯一の抗酸化剤です。水素原子は世の中で一番小さな分子量であるために、「血液—脳関門」を容易に通過することができるからです。

脳内に入った水素は、脳神経や聴覚神経組織へ速やかに浸透して活性酸素を消去するため、「耳鳴り」の原因が解除されます。

突発性難聴に効いた

《笹○広○様　女性　六三歳　千葉県》

Q

水素を寝る前に摂取したところ、三週間で「腰部脊柱管狭窄」による軽い脚のシビレと「突発性難聴」に効いたようです。お陰でからだの調子が良くなったので、水素を減らしてもいいでしょうか？

A　水素は、「血液—脳関門（ＢＢＢ）」に入り、脳内神経系へ達して聴覚神経系に蓄積する活性酸素を消去する働きがあります。水素によって修復された脳神経系のドーパミンなどの神経伝達物質の産生が活性化されて、聴こえが良くなったものと思われます。

ためしに水素を減量して様子をみて、調子が落ちたと感じたら、戻してみてはいかがですか？

摂取する水素の絶対量と、それから得られる効果の間には相関関係があることは、多くの臨床研究の結果、実証されています。

病気というのは、臓器を構成している細胞の機能不全のことです。機能不全とは、ある意味では臓器の借金で、借金のレベルによって、返済するのに必要なお金、即ち水素の量が決まると考えるとわかりやすいでしょう。

体重減量に伴い肝機能／血糖値が改善した

《岩○時○様　女性　六三歳　静岡県》

Q

三年前から水素を毎日飲み始めました。六五kgあった体重が一年間で七～八kg減量しました。

はじめは急激な体重減少に驚いてガンを心配しました。

また、肝臓機能も血糖値もやや高かったのですが、正常値へ戻りました。

これは水素の効果でしょうか？

A 肝臓機能検査値や血糖値が高値だったことからメタボリック症候群と思われます。
最近の研究報告から、水素の力（作用）は、以下のように考えられます。
①抗酸化による抗炎症（炎症に伴う顆粒球から放たれる活性酸素を消去）
②からだに元々存在する抗酸化酵素（SOD、カタラーゼなど）の活性化。
③抗アポトーシス（細胞のプログラム自殺を抑制）
④ATPエネルギー産生（血流量増加）
⑤体液弱アルカリ化（体内酵素の働きを補助）
水素が、①と④の作用により肝細胞や膵臓細胞の炎症を抑制して細胞を保護し、エネルギー産生能を上げて肝臓や膵細胞への血流量の増加による効果でしょう。

それにより、肝機能改善や血糖値の低下が認められたものと考えられます。

原疾患が改善された結果、基礎代謝が改善され、脂肪の燃焼が促進され、ダイエットにつながったものと考えられます。

血圧が安定してからだの調子が良い

《匿名　女性　六三歳　岩手県》

Q

水素を三年間飲んで体の調子がすこぶる良好になりました。従来から血圧が高く、近くの医院で処方された薬を服用していましたが、副作用が心配なので薬に替えて水素を摂り始めました。お陰で、血圧は今ではすっかり安定しています。水素には血圧を安定させる効果があるのでしょうか？

A

「水素」が血圧を安定させる働きについて話す前に、血圧が高くなる原因について説明します。

①加齢に伴い血管は老いてきます。血管内壁には酸化された脂質、とくに悪玉コレステロール（低比重コレステロール）が沈着し、プラーク（お粥）を形成します。

これが動脈硬化の始まりであり、血管内腔を狭め全身の血流が悪くなります。

心臓は全身に血液を送るポンプの役目をしていますから、狭い血管内腔へ無理に血液を送るためポンプ能力を上げなければなりません。

そのために血管壁の抵抗が大きくなり血圧が高くなります。

②現代生活では、肉体的・精神的ストレスを被る機会が多いため、緊張状態が続いています。このため自律神経系の交感神経と副交感神経のバランスが崩れ、交感神経が優位となります。

この状態では、「闘争ホルモン」と呼ばれ、副腎髄質からアドレナリンあるいはノルアドレナリンという血圧上昇ホルモンが血中に分泌されます。

私達のからだは、このストレスに対抗して「抗ストレスホルモン」といわれる副腎皮質ホルモン（コルチゾール）を適度に分泌させてストレスを緩和するように働きます。

以下に「水素」の働きについて説明します。

①血管壁に付着するプラークの酸化は、活性酸素、とりわけヒドロキシラジカル（・OH）の仕業です。

水素はこれを選択的に消去させる働きがありますので、血管内腔へ溜まる悪玉コレステロールの酸化を防止することができるのです。

②水素は、コルチゾール分泌の適度な調整および血管壁内腔を拡張する作用がある一酸化窒素（NO）を保つことができるため、血圧をコントロールすることができます。

Q 心臓病でも朝起きが辛くなくなる

《山○芙○　女性　七三歳　福島県》

私は、三〇年前から心臓病とそれに伴う病気で悩んでおりました。

お医者さんから薬を一生飲み続けなくてはならないことを告げられ、ショックと共に悲しい思いをしておりました。

とくに朝は辛く、起きるのが大変でした。そんな折、知人から水素の話を聞き、試してみました。飲み始めたところ、数日経過して朝起きるのが辛くなくなり、その後も飲み続けていましたが、病院から処方される薬の量を減らすことができました。

また血圧もだいぶ良くなりました。

今では、普通の生活ができるようになりました。水素のお陰だと思っています。

A

水素を飲み続けた場合、体に酸化傷害を与える活性酸素を消す作用があるために、体調不良あるいは病気の原因を取り除くように働くのではないかと考えられます。

活性酸素が老化や疾病の引き金になっていることは医学的に証明されていますので、これについては以下に少し詳しく説明します。

私達は呼吸から酸素を取り入れ、食事に含まれる水素原子を取り出して細胞内のエネルギー工場であるミトコンドリアの中で、絶え間なくＡＴＰ（アデノシン三燐酸）というエネルギーを産生しながら、同時に活性酸素を発生させています。活性酸素の中でもヒドロキシラジカル（・ＯＨ）は、細胞を著しく傷害させる悪玉活性酸素として知られています。

活性酸素は、細胞を酸化し、老化や病気を引き起こす原因の九〇％を占めるといわれています。

心臓病もそれにともなう合併症も悪玉活性酸素がなせる技です。

水素は、ヒドロキシラジカル（・OH）を体内で消してくれます。ただ中和・除去するだけでなく、細胞内のミトコンドリアで新たにATPを作ります。

水素は分子量があらゆる物質中で最小ですから、脳の中枢神経へ簡単に取り込まれる利点も持っていますので、認知症の予防・改善にも有効な働きをするのです。

糖尿病のヘモグロビンA1C値が七・〇→五・〇%へ激減

《田〇和〇様　男性　東京都》

Q

糖尿病と診断されて糖尿病薬を一日〇・五ｍｇと漢方薬を三カ月間服用していました。しかし、ＨｂＡ１Ｃ値が前後七・〇%と変化がみられませんでした。

このような状態が続いたので薬の服用もいい加減でした。

その折、友人からの奨めで水素サプリが糖尿病に良いことを知り、昨年一〇月末から飲んでみました。

驚いたことに、三カ月経った今月の糖尿病外来で「ＨｂＡ１Ｃ」値が五%までに下がっていました。

この効果は水素のお陰と思っています。

A

糖尿病は、遺伝的な背景と、肥満になる生活習慣が原因であるといわれています。九五％以上の日本人患者は、Ⅱ型糖尿病です。インシュリンを分泌するβ―細胞が活性酸素による酸化ストレスにより傷害を受けてその分泌が低下しているのです。酸化ストレスによる多くの疾患と、摂取する水素量（濃度）の関係は、用量―依存性があるものと考えられます。

水素の摂取でなぜ血糖値（ＨｂＡ１Ｃ）がコントロールできるのでしょうか？

水素が膵臓β細胞に傷害を与えている活性酸素を除去した結果、細胞が保護され、インシュリンの合成・分泌が良好となったのです。

インスリンは、食事から得られた血液中のブドウ糖を細胞のエネルギー源として効率良く細胞内へ押し込む作業をします。

糖尿病などの生活習慣病の原因のほとんどは、ストレスにより体内の活性酸素が過剰となり、それが細胞傷害（錆びつかせる）するためとされています。

糖尿病性網膜症に伴う右目の不快感がスッキリ取れた

《井○道○様　女性　八○歳　神奈川県》

Q

糖尿病の家系で一○年前からインスリン注射を朝二○単位、続けています。

今年の五月に「糖尿病性網膜症」のため右目は三回目の手術を行いました。

右目の奥が表現できないほどの不快感があり、気持ちが悪い日々が続きました。

それで、水素を毎日摂ることにしました。飲み始めてからわずか三~四日目に右目の不快感が嘘のように消えました。

しかし、摂ってから一カ月後頃から、からだの〝だるさ〟を覚えました。

でも右目の不快感が取れた喜びは大きなものでした。

水素は私の救世主です。

A　眼の不快感が水素によって解消した理由を考えてみます。

水素の原子量（分子量）が小さいことは、他の抗酸化剤にはない優れた特徴のひとつで、そのため水素は「血液—脳関門（ＢＢＢ）」をフリーパスします。

脳神経へ到達した水素は、細胞でＡＴＰエネルギー産生促進に関与して視神経の炎症に伴う活性酸素の傷害を消去するからです。

〝だるさ〟は、水素サプリの副作用ではありません。

なぜならば、糖尿病治療でインスリン注射をしますが、インスリン注射により血糖値を急激に下げますと、脳内や細胞内のブドウ糖の欠乏が生じ、〝だるさや倦怠感〟を感じるのです。

インスリン注射の量を減らすことを検討すべきでしょう。主治医と相談してみて下さい。水素の摂取でインスリン注射が不要になったケースがたくさんあります。

高脂質血症

中性脂肪・血糖値・尿酸値の三悪玉が退散した

《匿名　女性　六四歳　栃木県》

Q

三月下旬の定期健診では、中性脂肪、尿酸値、血糖値などが基準値よりも高かったのですが、水素を摂って一カ月後に、それぞれの数値が低下しているのに気がつき驚いています。

昨年の十月から細胞を若返らせる「核酸」を水素と併用して飲んでいましたが、尿酸値が上昇したので核酸を一日1/3に減らして飲んだところ、尿酸値が低下しました。

水素だけを摂っていたら尿酸値は上がらなかったのではないかと思いますが？

A

尿酸値について考えてみましょう。

「核酸」は、サケの卵や白子を原料とする核酸（ＤＮＡやＲＮＡ含有）が主成分です。「細胞活性化」の素とか「若返り」、「お肌の荒れ」にとか、全ての細胞を元気にするなどと表示しています。

しかし、「核酸」は、尿酸値を上昇させるプリン体の塊です。タラコや小魚を丸ごと食べるときにも同様にプリン体の含有量が多く、尿酸値を上げます。風が吹いても痛むといわれる「痛風」はその結果として生じる病気です。

尿酸値に及ぼす水素の影響は、肝臓でプリン体を合成する酸化酵素を水素が抑制し、尿酸の生成を抑える可能性があります。

水素は血液や体液を弱アルカリ性（七・二程度）にします。プリン体から合成された尿酸はアルカリに溶けやすく、尿排泄が容易になりますので、クエン酸、リンゴ酸および梅干などとともに水素を飲めば、尿酸値の上昇は避けられるはずです。

脳梗塞

認知症に良かった

《大○洋○様　主婦　四五歳　東京都》

Q

私の親戚にあたる伯母さんは、八五歳で認知症と診断されました。時々、頭が痛いと訴えていたようです。認知症の薬を飲んでいましたが、家族は目立った効果はないと言っておりました。

水素が体の調子を整えるとの記事を見て、〝これは伯母さんに飲んでもらおう!〟と決めました。飲む量は、目安量を飲んでいました。

三カ月後に、伯母の行動に変化が現れました。まず、頭痛が消えたこと以外に、家族に買い物をしたいとしきりにせがむようになりました。
また、お金の勘定もできるようになったことは、以前に見られなかった様子だそうです。
家族から喜んでもらったことは言うまでもありません。これは、水素のお陰でしょうか？

A

東北公益文科大学院の平松先生が活性酸素と脳神経疾患と水素の関係について認知症モデル動物実験を行い、水素は、活性酸素が関与した脳疾患を予防する可能性のあることを二〇〇五年に報告しています。

伯母様の場合は、水素が「血液・脳関門」を通過し、脳神経の酸化ストレスを解除すると共に、ATPエネルギー産生を上げて代謝を向上させた結果、脳内の神経伝達物質アセチルコリンの放出と、シナプス間での伝達が良くなったものと推定されます。

片頭痛が軽くなった

《町○弘○様　男性　七四歳　茨城県》

Q

社員に「片頭痛持ち」がいましたので、水素を一週間飲ませました。その結果、片頭痛が軽くなったといいます。

本人は頭痛の度に病院から処方された薬を服用していましたが、眠くなるという副作用があり、一日中仕事になりませんでした。

水素がなぜ「片頭痛」に効いたのか、その理由を伺いたい。

Ⓐ 片頭痛は、日常的にアルコールの飲み過ぎや睡眠過剰、風邪などで起こりますが、全国に約三千万人もの患者がいるといわれています。

原因として二説あります。

ひとつは、脳血管拡張によって脳神経が圧迫やひきつれにより一過性に起こるタイプ。

もうひとつは、セロトニン過剰分泌により血管収縮性のタイプがあります。

どちらも自律神経の乱れで生じるものです。

脳血管の拡張や収縮に伴い局所では、活性酸素、とりわけヒドロキシラジカル（・OH）が発生します。これは脳神経系の細胞に著しいダメージを与えます。

水素は、「血液―脳関門（BBB）」をパスして、脳神経細胞に関わる活性酸素を消す働きがありますから、水素の摂取により症状が改善したものと思われます。

消化器領域

肝臓病（胆のう疾患）による黄疸が取れた！

《三〇孝〇様　女性　五九歳　栃木県》

Q

数年前から胆のう疾患による肝臓病があり、手足が黄色くなっておりました。そこで水素を一カ月間飲んでみたところ、手足の黄色は消えました。

A

黄疸の原因は二つあります。ひとつは「肝内胆汁うっ滞」といって肝臓内の細い胆管が何らかの原因で閉塞した病態です。

もうひとつは、「肝外胆汁うっ滞」であり、胆道系へ胆石あるいは悪性腫瘍により物理的に閉塞を起こした場合、胆汁の流れが悪くなったために胆汁中のビリルビン色素が血液中や皮膚へ漏れ出して皮膚を黄染する病態です。

通常、総ビリルビン値が、一・〇mg／dl以上上昇します。黄疸が現れた場合、すぐに病院で治療を受けなければなりません。

水素が物理的に閉塞した胆汁うっ滞に良いのではなく、「肝内胆汁うっ滞」では、毛細胆管系の閉塞状態を水素が解除したとも考え難く、結局答えが見つかりません。

強いて言えば、水素が肝血流量を増やしたために、胆汁の流れが良好になり、黄疸が取れたものと考えられます。

便秘が治った

《中○久○子様　主婦　六二歳》

Q

私は、若いころから便秘症で悩んでいました。医師から食が細いとか、神経質であるからよく食べて楽天的になりなさいと注意を受けてきました。旅行をすると五日間ほどは排便がなく、腹部の重苦しさが募る毎日でした。無論、抗便秘薬や食事にも食物繊維の多い野菜類を積極的に摂るようにしていましたが、生活のバランスが少しでも崩れると便秘を繰り返す始末です。友人に薦められて「水素」を試しに飲んだところ、あんなに悩んでいた「便秘」が次第に治っていったことが不思議でなりません。

頑固な便秘が水素でなぜ治ったのでしょうか？

A 水素を二カ月ほど摂ったことで体内の代謝が健康方向へ変化したものと考えられます。

便秘症の原因は、旅行などで緊張して生活環境が変化したとき、肉食傾向があり食物繊維の取り方が少ないとき、運動不足のとき、風邪で咳止め薬を飲んだときなど種々あります。

自律神経のうち、交感神経が優位になる……すなわち緊張状態が継続する場合に起こります。

水素は、細胞内のミトコンドリアでATP合成を高めてエネルギー代謝を活性化します。水素摂取により副交感神経が優位となり、血管が拡張し、その結果、全身の血流量が増えることで腸管の免疫機構が働き、腸管の水分の出入りを容易にしたので排便が可能になったものと考えられます。

整形外科領域

腰部脊柱管狭窄と突発性難聴に効果

《笹○広○様　女性　六三歳　千葉県》

Q

水素を毎日寝る前に摂ったところ、三週間で「腰部脊柱管狭窄症」による軽い脚のシビレと「突発性難聴」に効果がありました。

A

「突発性難聴」につきましては196頁で説明いたしましたので、ここでは「腰部脊柱管狭窄症」についてです。

「腰部脊柱管狭窄症」は、腰部の脊柱管が何らかの原因で狭くなり、脊柱管の中を通る神経が圧迫されることによって腰痛やシビレを起こす病気です。

水素を摂るとなぜ患部の痛みやシビレが軽快するのかについて考えてみます。

第一に、水素が痛みを伴う炎症の原因となる有害な活性酸素を消去する。

第二に、脳内モルヒネといわれるエンドルフィンを放出する。

第三に、肩こりなど筋肉疲労物質である乳酸値を低下させる。

腰部脊柱管狭窄からくる神経の圧迫による痛みやシビレは、第一の推論で説明できます。

実際の臨床研究では、患部へ水素を貼ると十数分以内に痛みが軽快することが報告されています。

痛む患部には、貼る方が痛みを取る力が強いのです。

坐骨神経痛が軽くなった

《広○基○様　男性　七三歳　神奈川県》

Q

水素を一週間飲んでみたところ坐骨神経痛が軽くなり、また高血圧もクスリを服用しているためか130/70mmHg と安定しました。

水素がなぜ良かったか教えて下さい。

A

坐骨神経痛の痛みが水素で軽くなった理由は、おそらく神経の炎症に伴う活性酸素を水素が消去したためでしょう。

水素の血圧の安定化について考えてみます。

加齢のため血管壁が活性酸素で酸化され、悪玉コレステロール（酸化ＬＤＬ–Ch.）が蓄積します。

また、赤血球は酸化されてドロドロ状態で流れています。

水素は、その還元（電子を与える）力で、ＬＤＬ–Ch.の酸化を抑え、血液をサラサラ状態にします。血液の流れがスムーズにいきますので、血圧を下げる結果となります。

水素にはこのように、血管の老化を抑える力があります。

泌尿器科領域

前立腺肥大による頻尿回数が減った

《小〇千〇様　男性　六九歳　愛知県》

Q

二〇年来、前立腺肥大症のため夜半に数回起きて排尿するために不眠症になり悩んでいました。

そこで水素を半年前から飲んで、それ以外に薬は飲んでいません。

水素は、前立腺肥大の頻尿回数を減らすには良いと思っていいでしょうか？

A

水素を飲んだ結果、尿が出やすくなったとの報告が多くあります。

前立腺肥大症では、一回の尿量が少なく、毎日十数回も通い、残尿感もあります。とくに夜半は副交感神経が優位になりますから、排尿作用も活発になります。六九歳という前期高齢者にあっては前立腺肥大は加齢とともに進行しています。治療はαおよびβ遮断薬を服用することで一時的に排尿効果がありますが、肥大の抑制はできません。排尿困難は、生活の質（ＱＯＬ）を著しく低下させます。

前立腺肥大の原因は、前立腺が男性ホルモンであるテストステロンの代謝物による影響で炎症が生じ、この炎症産物を呑食するためにリンパ球や好中球などが組織に集まり、自分自身がもつ活性酸素を大量に放出し、さらに炎症が激しくなります。

水素はこの活性酸素をぬぐい去るように消すことができます。

また、細胞のミトコンドリア内でＡＴＰエネルギーを生み出し、細胞組織の血流量を増加しますので、腎機能を活性化して尿の排泄を良好にする可能性があります。

あとがき

水素事業を手がけてから今年で二四年になる。その間、多くの困難に遭遇して、自分が風車に向かって突進するドンキホーテに思えた。

自分の能力を超えた敵に対して斧を振りかざして立ち向かうカマキリ「蟷螂《とうろう》の斧《おの》」の心境も味わった。

自分のやっていることに間違いはない。そう思えるようになったのはいつ頃からだったか、今となっては思い出せないが、「燕雀《えんじゃく》いづくんぞ鴻鵠《こうこく》の志を知らんや」という言葉が時として脳裏に浮かぶようになった。

このフレーズは、医療関係事業の後、水素に出会い、それから二四年間、寝食を忘れて水素事業の推進に取り組みながらも、なかなか社会的認知が得られず、苦しい会社の経営状態が続く中で、弱くなりがちな自分の心を励ます栄養剤であった。

高校二年の漢文の授業で、達磨そっくりの表情をした漢文の矢口先生から習って唯一記憶に残っている言葉である。

燕や雀のような小物には、一飛び千里を飛翔する鴻鵠（大きな鳥）の志がわかってたまるか！　とつぶやいてきた。


戦後間もない昭和二五年一二月の暮れ、小学校五年生にして父を明らかな医療過誤によって失い、中学、高校、大学を、働きながらほとんど自分一人の力で生きてきた私は、苦しい逆境の中にあっても弱音を吐かず、高い志を失うことなく胸を張って生きてきたと思っている。

プレッシャーに負けずに不条理な医療の世界に一撃を加えてやろう、と八〇歳になった白髪の蟷螂は今日も斧を振り続ける。

何十年もの間、医療関係事業分野で試行錯誤を続けてきた私が、ついに見つけたひとつの宝は「水素」であった。
この宝は、幸運なことに多くの、特に病気で苦しんでいる人達にお裾分けすることの出来る普遍的な宝であった。

私にとってさらに幸せなことは、この宝探しの過程で実に多くの、熱い心と強い意志を持った友人達と出会えたことである。

水素と出会って、不退転の決意で始めた事業も、五年一〇年と続く経営不振の暗いトンネルの中をくぐり続けた。
時には声に出して泣きたいほど、苦しい資金不足に心が挫けそうになることもあった。そんな時は、決して忘れることのできない昭和二六年の出来事を思うことで立ち直ることができた。

父親が亡くなってから、ちょうど一周忌に当たる一二月二四日、わずか三九歳で六人の子供達を残されて生活に窮し、実の親、兄弟に金の無心をし続けることの辛さと、断られて万策尽き、耐えられなくなった母親が、柏崎から実家のある荒浜に向かう途中に掛かる鯖石川の安政橋を、小学六年生になった僕の手をしっかりと握りしめながら、雪の降りしきる中を何度も何度もためらいながら行きつ戻りつしたことを思い出す。

運よく死なないで済んだが、あの時の母親の背中が、握り締められた手の痛さが、母親の嗚咽が、六八年経った今も脳裏に焼きついて離れない。

そして私は、不幸にして病に倒れ、経済的に追い詰められた社会的弱者の救済を支援することは私の社会的義務であると思い続けてきた。

私にとって、「病」は父の敵である。

大学を卒業してからずっと医療関係、特に海外の先端医療機器の日本への導入を通じて病気との闘いに約四五年間携わってきた。

そんな中で病気の診断技術が著しい進歩を見たのに対し、治療技術が全くといってもいいほど進歩せず、薬の開発とその過剰投与により、結果として病気を治すどころか病人の量産という惨憺たる結果を導いてしまったことを、いやというほど見せつけられてきた。

現代医学はガンや膠原病などの難病はもちろん、単なる生活習慣病も満足に治すことさえできていない。なぜだ？　という疑問が頭から離れることがなかった。

そんな時、出会ったのが水素であった。

ほとんどの病気は水素を活用することで克服できることを実証するのに、一九年もかかってしまったが、イバラの道は苦しいながらも楽しい「宝探し」の旅路でもあった。

水素の時代となった今、水素を活用することで病気にならないこと、病気を治すことは誰でもやれる、もはや当たり前のことで、もう私の力を必要としなくなったと感じるようになってきた。

そんな時、新たな道を示してくれたのが、農業・畜産分野に革命的な変革をもたらすこととなる電解還元水であった。TPP対応も可能である。

八〇歳になった私の新しい「宝探し」は、暗いトンネルの中で出会った志を同じくする友人達と、酒を酌み交わしながら、「日本再生」に向かって死ぬまで歩み続けることである。


日本の経済・社会は、明治維新以来、一貫して先進欧米諸国に追いつくことを目標に、経済・社会・文化全ての面で、がむしゃらに、なりふり構わず、いかに効率よくキャッチアップするかに全力を傾けて取り組んできた。

しかし、「キャッチアップの時代」は終わり、今や「宝探し」の時代に入った。

みんなが同じ方向のゴールを目指した時代から、どこに埋まっているかわからない宝をそれぞれがそれぞれのやり方で探し出さなければならない時代になった。

消費者が、社会が、世界が、地球環境が今何を求めているのか。人類が持続可能な共生社会を作り出していくために必要な技術は、システムは、問題解決のソリューションは何か、について手探りで「宝」探しをする時代になった。

さらに、自分にとって、家族にとって、地域社会にとって、会社にとって、日本にとって、今何が必要なのか、自分は何をしなければならないのか、を認識することなしに生きて行ける時代は終わった。

キャッチアップすべきビジネスモデルが消えてしまった今、チャレンジ精神を持って、宝探しを続ける以外、道はない。


横浜の弘明寺《ぐみょうじ》の御本尊は、国宝十一面観世音菩薩である。奈良時代、聖武天皇の天平九年に天下に悪疫流行があり、僧行基が天皇の勅命を奉じて天下泰平祈願のため全国を巡り、横浜の弘明寺に草庵を作り、一刀三礼の至誠を尽くして彫刻祈願したものであるという。

真言宗を開いた弘法大師（空海）は弘仁五年（八一四年）に弘明寺を訪れ、大聖歓喜天を彫り、衆生救済のために一千座の護摩を修法したと伝えられている。

この弘明寺の住職 美松寛昭師は、様々な病気で悩む人やその家族に仏教の立場からどのようなケアができるかを、横浜近郊の真言宗寺院の有志僧侶を中心として「病苦研究会」をつくっているという。

心のケアは宗教人に委ねるしかできないが、私には、水素の力を活用して体内の細胞のレベルの活性化により、免疫力を高め、自然治癒力を強化して、薬剤の投与を中心とする西洋医学で治せない慢性疾患系の多くの病気に打ち克つ体を作ることができる。

ほとんどの主要国立大学病院では、ガンや多くの難病を自分のリンパ球を体外で培養して、それを点滴で体内に戻す免疫治療細胞療法を実施している。

この治療法はワンクール数百万円と超高額であるため、お金に余裕のある人を対象にしているが、一年間に三、五〇〇万円も費用がかかりながら、完治率は平均二二%しかないとされる今話題のオプジーボほどではないにしても、この療法で完治の確率は、驚くほど低く、多少の延命効果しか期待できないことは明らかで、そのコストパフォーマンスは残念ながら極めて悪い。

平成二八年一〇月、弘明寺で「水素の可能性」と題する講演を約一〇〇名の方々に聴いていただいた。

その時講演を聴いて下さった糧谷繁子様から、後日次のような内容の手紙を戴いた。

「日本が超高齢化社会となる、いわゆる二〇二五年問題に加え、一〇〇〇兆円を超える財政赤字問題を、いかに国民が苦しむことなく解決するにはどうすれば良いか、国民にできることは何か、でございます。

それには増大する健康保険・介護保険等の医療費負担を少しでも減らすことにあるのではないかと思われます。

去る一〇月八日、弘明寺様の御法要の際、若山先生から「病気にならないことが最大の社会貢献である」とのお言葉を伺いました。

つまりは、〝自分の健康は自分で作るもの〟という意識を国民一人一人が徹底して持つことにあると存じます。

病気の原因は、ストレスと孤独にあると思います。そのストレスを解消する方法あるいは溜めない方法は、自分の体力に応じて体を動かすこと、歩くこと、そして、何よりも楽しむことが重要かと考えます。

現在、結婚された夫婦の三組に一組は離婚し、子どもを抱えた女性が経済的に行き詰まり、その結果、生活保護を受けることとなり、また、六人に一人の子どもが給食費も払えない貧困家庭になっていると聞き及びます。

結婚をお世話する場合、単にインターネットで、適当なお相手を紹介するのではなく、市中の半額位の費用で、昔の〝お仲人さん〟みたいに結婚後も親身になって御相談に応じる離婚防止の機能を持ち、少しでも社会を明るくするための、いわゆる〝駆け込み寺〟にもなりえる場所が必要です。

私は、社会のお役に立つことができますれば、ボランティアでも何でもさせていただきたいと存じております。」

この手紙を見て、弘明寺に現代の「悲田院」を開設しようと、私は即断した。

私は、水素の持つ臨床的有効性のメリットを、病苦に悩む多くの貧しい人々に、本書の出版により受ける印税を、一般社団法人「統合医療推進市民機構」を通じて、弘明寺の中に開設する現代の悲田院「水素健康支援センター」に寄贈させていただく心積もりである。

本書の著書は私ではあるが、二三年前に私に水素の生命に対する有効性に気付かせてくれたのは今は亡き及川胤昭博士であった。先生は当時研究開発で借金だらけになり、債務者達から訴えられ、夜逃げ寸前状態であった。

その及川博士の言葉に全く疑いを持たず、日本中いや世界中誰一人として水素の持つ驚くべき可能性に気付かなかった時、私財を投げ打って博士の住む仙台の郊外に水素粉末を作る工場を建てて、今日の「水素の時代」を産み出す助産婦の役割を果たしてくれた私の妻照子。

医学界で一番最初に私の言葉に耳を傾け、水素の臨床的有効性を実証するために一般社団法人「水素と医療研究会」を私と共に設立し、二十数名の医師に共同研究を呼びかけ、代表理事としてたくさんの臨床研究を推進していただいた赤坂ＡＡクリニックの森吉臣理事長。

そして一〇数年にわたり私のパートナーとして、医療の現場での薬の過剰な投与によって免疫力と人体の持つ自然治癒力を失い、疾病に苦しむ数百数千人の患者さんに寄り添い、水素の作用機序を医薬学的に説明し、病気の回復のためのアドバイスをしてきた田中則夫薬剤師。
医療に於ける東洋医学、統合医療の重要性を市民一人一人に認識してもらうために一般社団法人「統合医療推進市民機構」を設立して、水素の有効性を世の中に訴え続けている四角恒世代表理事。その他にもたくさんの方々の理解と協力に支えられてきた。

本書はその意味で右記の方々との共著である。感謝の言葉はなかなか本人に面と向かって口に出せるものではない。この機会に心から感謝の言葉を贈りたい。

若山　利文

〈新装版〉
健康長寿 最後の決め手
水素がすごい

著　者　　若山利文
発行者　　真船壮介
発行所　　KK ロングセラーズ
東京都新宿区高田馬場 4-4-18　〒 169-0075
電話（03）5937-6803（代）　振替 00120-7-145737
http://www.kklong.co.jp

印刷・製本　中央精版印刷（株）

落丁・乱丁はお取り替えいたします。
※定価と発行日はカバーに表示してあります。

ISBN978-4-8454-5123-4　Printed In Japan 2020

本書は2017年1月に弊社で出版した書籍を新書判として改訂したものです。